高等职业教育创新与改革教材

U0746558

老年护理

（供护理、助产专业使用）

主　编　严　玮　张　会

主　审　杨礼芳

副主编　严璐璐　岳文靖　何夏阳

编　者（以姓氏笔画为序）

刘　叶（广东岭南职业技术学院）

江　琴（安徽医科大学第四附属医院）

严　玮（广东岭南职业技术学院）

严璐璐（广东岭南职业技术学院）

苏　畅（安徽医科大学第四附属医院）

李泽钏（广东岭南职业技术学院）

何夏阳（广州卫生职业技术学院）

张　会（安徽医科大学第四附属医院）

罗妃兰（广东岭南职业技术学院）

岳文靖（广东岭南职业技术学院）

胡　桑（安徽医科大学第四附属医院）

韩齐慧（安徽医学高等专科学校）

中国健康传媒集团

中国医药科技出版社

内 容 提 要

　　本教材是以高职高专护理、助产专业培养目标为导向，适应学历证书和国家护士执业资格证书"双证"制度要求编写而成。内容涵盖老年人健康评估、老年人健康保健与养老照顾、老年人日常生活及常见健康问题护理、老年人安全用药护理、老年人常见疾病与护理等；内容编写注重基础理论、基本知识、基本技能的培养，加强了临床护理实践与理论知识的有机联系，突出重难点，并注重职业教育学生的思维特点与教师的授课方式相结合，方便教师教、学生学。

　　本教材主要供高职高专院校护理和助产专业教学使用，也可作为老年护理岗位培训与老年护理机构工作人员的参考用书。

图书在版编目（CIP）数据

老年护理/严玮，张会主编. —北京：中国医药科技出版社，2020.9
ISBN 978 - 7 - 5214 - 1978 - 8

Ⅰ. ①老…　Ⅱ. ①严… ②张…　Ⅲ. ①老年医学 - 护理学 - 高等职业教育 - 教材
Ⅳ. ①R473

中国版本图书馆 CIP 数据核字（2020）第 157202 号

美术编辑　陈君杞
版式设计　友全图文
出版　**中国健康传媒集团** | 中国医药科技出版社
地址　北京市海淀区文慧园北路甲 22 号
邮编　100082
电话　发行：010 - 62227427　邮购：010 - 62236938
网址　www. cmstp. com
规格　787 × 1092 mm $^{1}/_{16}$
印张　10
字数　221 千字
版次　2020 年 9 月第 1 版
印次　2020 年 9 月第 1 次印刷
印刷　三河市万龙印装有限公司
经销　全国各地新华书店
书号　ISBN 978 - 7 - 5214 - 1978 - 8
定价　49.00 元

获取新书信息、投稿、为图书纠错，请扫码联系我们。

前　言

本教材是为贯彻教育部《关于全面提高高等职业教育教学质量的若干意见》等文件精神，按照教材必须具有思想性、科学性、先进性、启发性和适应性的要求全面推进素质教育，提高学生学习的主动性和创造性，培养学生分析问题、解决问题的实际能力编写而成。教材编写遵循"三基、五性、三特定"的基本规律，基本知识和基本理论以"必需、够用"为度，充分强化职业技能的培养，突出理论与实践相结合。

本教材主要供全国高职高专院校护理和助产专业师生教学使用。每一章内容均由学习目标和章节内容两部分构成，重难点突出，力求实用、够用、完整、规范。学习目标清晰梳理章节内容，便于学生理解记忆；而章节内容主要描述本章系统理论知识。

全书共分为八章，第一章为绪论；第二章为老年人健康评估；第三章为老年人健康保健与养老照顾；第四章为老年人日常生活及常见健康问题护理；第五章为老年人安全用药护理；第六章为老年人常见疾病与护理；第七章为老年人常见心理问题与精神障碍的护理；第八章为老年人临终关怀与护理。

本教材由严玮、张会担任主编，具体编写分工如下：第一章由江琴编写；第二章由罗妃兰编写；第三章由胡桑编写；第四章由李泽钏、严璐璐编写；第五章由刘叶编写；第六章由严玮、韩齐慧编写；第七章由苏畅、张会编写；第八章由岳文靖、何夏阳编写。

本教材在编写过程中得到了编者单位的大力支持。每位参编老师都做了大量工作，在此一并致谢。本教材是教学改革创新型教材，由于受编者能力所限，书中难免有不妥和疏漏之处，恳请广大读者不吝赐教，以便再版时改进！

编　者
2020 年 7 月

目 录

CONTENTS

第一章 绪 论

📖 **学习目标**

1. **掌握** 世界卫生组织对老年人的年龄划分以及关于老龄化社会的标准；老年护理学的目标与原则。
2. **熟悉** 健康期望寿命、人口老龄化的概念；我国人口老龄化的特点及主要影响。
3. **了解** 世界人口老龄化的现状；我国老年护理面临的问题及对策。

人口老龄化已成为当今世界的一个突出的社会问题。随着社会进步、经济发展以及人民生活水平的不断提高，人口老龄化已经席卷全球。特别是进入 21 世纪，医疗水平不断提高，人类平均期望寿命不断延长，这使得老年人在总人口中所占的比例不断增加，人类社会已进入全面老龄化时代。因此，如何对老年人这一特殊群体提供优质的护理服务，满足老年人的生理、心理和社会生活需求，实现健康老龄化的战略目标，成为国际社会和护理学界共同关注的热点问题。

第一节 人口老龄化现状和发展

生命每时每刻都在不断变化中。人从出生、生长发育成熟到逐步衰老，直至死亡，整个过程中，生理和心理会发生一系列变化。

一、老化的概念

老化是指当人体生长发育成熟后，随着年龄的不断增长，在机体形态和功能上所发生的进行性、衰退性改变，又称为衰老。老化是所有生物在生命延续过程中的一种自然现象。

老化从病因上可分为生物学老化和病因性老化。生物学老化是一种正常的、符合自然规律的老化现象，即机体在生长过程中随增龄而发生的生理性、衰退性的变化。病因性老化即在生理老化的基础上，由于生物、心理、社会及环境等因素所致的异常老化，与疾病有关，约占老化的 2/3。目前两者很难严格区分，往往结合在一起，从而加快了老化的进程。老化具有的特征如下。

1. 累积性 老化是在日积月累的岁月更迭中，机体的结构和功能上一些微小变化长期逐步积累的结果，这些变化是不可逆转的。

2. 内生性 老化是生物本身固有的特性。外界的环境只能影响老化的进度，可以加速或延缓老化，但不能阻止老化。

3. 普遍性 老化是自然界多细胞生物普遍存在的现象，且同种生物的老化进程大致相同。

4. 渐进性 老化是逐步加重而并非跳跃式发展的，是一个循序渐进的演变过程，往往是在不知不觉中出现了老化的征象，同一物种所表现出来的老化征象相同。

5. 危害性 老化过程是机能衰退的过程，在此过程中伴随机体免疫力下降，使机体感染疾病的风险越来越大，最终导致死亡。

所以，老化是从机体发育成熟后开始或逐渐加速的，是可以预计的。在整个生命历程中，机体的功能会越来越弱，很容易发生疾病，最终死亡，这就是老化的丘比特标准。

二、老龄化的划分标准

人口老龄化简称人口老化，指总人口中因年轻人口数量减少或（和）年长人口数量增加而导致的老年人口比例相应增长的状态，其强调人群的老化，而不是个体的老化。人口老龄化反映的是老年人口占总人口的比例不断上升的一种动态过程，是人口年龄结构类型上的变动趋向，表示人口总体是在向年老型演变或者在年老型的基础上进一步发展。影响人口年龄结构变化的两个基本因素是出生率与死亡率。人口老龄化意味着出生率和死亡率的下降以及平均期望寿命的延长。

（一）人口老龄化的常用指标

1. 老年人口系数 指在某个国家或地区达到既定年龄的老年人口数占总人口的百分比，亦称"老年比"，是反映人口老龄化的主要指标。计算公式是：

老年人口系数（%）=（大于 60 周岁或大于 65 周岁人口数÷总人口数）×100%

2. 老少比 是指老年人口数与少年儿童人口数的比值，用百分数表示，是反映人口老龄化程度的指标之一，又称老龄化指数。计算公式是：

老少比=（大于 65 周岁人口数÷0 至 14 周岁人口数）×100%

老少比低于 15% 的人口为年轻型人口，高于 30% 的人口为老年型人口，介于两者之间的是成年型人口。老少比越大，老龄化程度越高。

3. 长寿水平 指 80 岁以上人口数与 60 岁以上人口数之比，又称高龄老人比。长寿水平的高低，直接反映一个国家和地区医疗卫生保健的水平，特别是反映老年卫生保健服务水平的高低。该指数＜5% 时为较低水平，5%~9% 为中等水平，≥10% 时为高水平，目前发达国家长寿水平均已达 20%~25%。计算公式是：

长寿水平（%）=（80 岁以上人口数÷60 岁以上人口数）×100%

4. 平均期望寿命 指某一地区或国家总人口的平均生存年限，简称平均寿命，又称"生命期望值"或"平均余命"，即预测某年龄的人今后尚能生存的平均寿命。此值可以综合表达各个年龄的死亡率水平，反映某一地区每一成员未来存活年龄的平均值。

5. 健康期望寿命 是指在健康条件下的期望寿命，简称健康寿命，即个人在良好生活状态下的平均生存年龄。也就是老年人能够维持良好的日常生活自理活动功能的年限，不包括残疾、残障和寿终前的依赖期。平均期望寿命是以死亡作为终点，健康寿命则是以日常生活能力的丧失作为终点来计算的。

6. 性别比 是指女性人口数为100，与男性人口数之比。计算公式是：性别比＝（男性人口数÷女性人口数）×100%。我国2018年性别比为104.64，2017年出生人口性别比为111.9。

7. 年龄中位数 全体人口按年龄大小的自然顺序排列时居于中间位置的人的年龄数值。如某地区总人口数为100万人，其中40岁以上为50万人，40岁以下亦为50万人，则40岁即为该地区的年龄中位数。年龄中位数是一种位置的平均数，它将总人口分成两半，一半在中位数以上，一半在中位数以下，反映了人口年龄的分布状况和集中趋势。年龄中位数越大，则人口越趋向老年人口类型。计算公式为：年龄中位数＝中位数组的年龄下限值＋（人口总数÷2－中位数组之前各组人数累计）×组距，年龄中位数反映了人口年龄的分布状态和集中趋势。

（二）老龄化社会的划分标准

老年人口系数是衡量一个国家或地区人口老龄化的重要指标，世界卫生组织（WHO）根据发达国家和发展中国家的不同人口年龄结构状况，划分了不同的人口老龄化标准，即发达国家65岁及以上人口达到或超过总人口的7%，发展中国家60岁及以上人口达到或超过总人口的10%时，该国家或地区即称为老龄化国家或地区，达到这个标准的社会即称为老龄化社会，见表1-1。老龄化社会既表示该国家或地区老年人口相对增多，在总人口中所占比例不断上升的过程，亦是指社会人口结构呈现老年状态，已进入老龄化社会。

表1-1 老龄化社会的划分标准

	发达国家	发展中国家
老年人年龄界限	65岁	60岁
青年型（老年人口系数）	<4%	<8%
成年型（老年人口系数）	4%~7%	8%~10%
老年型（老年人口系数）	>7%	>10%

三、人口老龄化

关于人口老龄化，世界上尚无统一的标准。其主要原因：一是由于人口的平均寿命会随着人类社会的进步不断提高；二是由于经济和社会发展水平的差异以及地理位置、气候、风俗习惯、劳动就业制度等的不同。我国目前人口平均寿命为75岁，但60岁后，体质已开始发生变化，一般不再承担繁重的工作和重体力劳动，所以，60岁作为老年人的起点年龄符合我国大多数人的身体状况。

老年期常常被视为人类生命过程中的一个阶段，事实上对老年期还可以再作详细划分。世界卫生组织根据现代人心理结构上的变化，将人的年龄界限又作了新的划分：44岁以下为青年人；45～59岁为中年人；60～74岁为年轻老人；75～89岁为老老年人；90岁以上为非常老的老年人或长寿老年人。中华医学会老年医学会于1982年建议：我国以60岁以上为老年人；老年分期按45～59岁为老年前期（中老年人），60～89岁老年期（老年人），90岁以上为长寿期（长寿老人）。而民间常以"年过半百"为进入老年，并习惯以六十花甲、七十古稀、八十为耋、九十为耄代表老年不同的时期。

（一）世界人口老龄化现状

世界总人口以每年1.2%的速度增长，而老年人口增长率在2010～2015年增至3.1%。1905年全世界大约有2亿老年人，2011年上升至7.43亿，2015年约9.01亿，占世界人口12.3%，预计到2030年这一比例将达到16.5%，而到2050年，老年人数量将猛增到20亿，老年人口的比例可望从目前的1/10猛增至1/5，平均每年增长9000万。从20世纪60年代开始持续到现在，发展中国家的老年人口的增长率是发达国家的2倍，也是世界人口增长率的2倍。目前65岁老年人口数量每月以80万的速度增长，其中66%集中在发展中国家。预计2050年，世界老年人口约有82%的老年人即超过16亿人将生活在发展中地区，4亿老年人将生活在发达地区。80岁以上高龄老人是老年人口中增长最快的群体，1950～2050年平均每年以3.8%的速度增长，大大超过60岁以上人口的平均速度（2.6%）。2015年全球80岁以上老年人口数量超过1.24亿，预计至2050年，高龄老人约3.8亿，占老年人总数的1/5。

1. 欧洲国家老龄化问题突出　欧洲目前是世界"最老"的洲。其中，以65岁以上的老年人与15～64岁人口数量之比来计算，瑞典是欧洲老龄化最严重的国家，这比例达到27.1%；最"年轻"的国家是波兰，这一指数为17.5%。预计到2020年，欧洲大部分国家的这一指数将超过30%，其中瑞典仍将保持第一，为37.5%；意大利排名第二，为37.4%；芬兰排名第三，为36.5%。欧洲目前老龄化程度高的一个重要原因是人们的寿命长，如西班牙平均年龄为82.31岁，意大利为79.12岁，法国为78.89岁。最近10年间，百岁以上老年人数量增加了一倍。

2. 拉美正在迅速向老龄化转变　在智利、哥斯达黎加、墨西哥和委内瑞拉，预计到2025年，老年人口数量将翻一番，年轻劳动力迅速向美国移民这一事实也正在加速老龄化趋势，特别是在中美洲和加勒比地区的小国。西半球人口老龄化问题最严重的国家不是美国和加拿大，而是乌拉圭，其总人口中，年龄在60岁以上的人已超过了17%。

3. 亚洲部分国家的老龄化趋势　日本是亚洲"最老"的国家，截至2007年，65岁以上的人口比例从13年前的20%猛增至26.02%，几乎是其他主要工业国人口老龄化速度的两倍。韩国的人口结构正在迅速老龄化，2000年韩国65岁以上的老龄人口共有340万，占全国总人口的7.2%，该比例在2020年上升到14.9%，2030年将上升到

23.1%。随着经济发展和医疗服务质量的提高，截至 2020 年 3 月，韩国 80 岁至 89 岁年龄段的老年人数量为 166 万，百岁及以上老年人数量将近 2.1 万。

（二）中国人口老龄化现状

中国的人口老龄化可以分为三个阶段：从 2001 年到 2020 年是快速老龄化阶段，此期老年人口最终将达到 2.48 亿；从 2021 年到 2050 年是加速老龄化阶段，此期老年人口最终将超过 4 亿；从 2051 年到 2100 年是稳定的重度老龄化阶段，老年人口规模化将稳定在 3 亿~4 亿。由于重度人口老龄化和高龄化的日益突出，中国将面临人口老龄化和人口总量过多的双重压力。

中国从 1999 年开始迈入老龄化社会。与其他国家相比，我国的人口老龄化社会进程具有以下特点。

1. 规模大，增长快 国家统计局数据显示，截至 2019 年底，我国 60 周岁及以上人口已达 2.22 亿，占全国总人口的 15.37%；65 周岁及以上老年人占总人口的 9.68%。同第六次人口普查相比，60 岁及以上人口比重上升 3.7%。老年人口规模呈现总量扩张、增量提速的发展态势。中国人口老龄化的速度大大高于欧美等国，也略快于日本。但与一些较晚进入老龄化社会的发展中国家的速度相当。根据全国老龄委预测，2022~2035 年将是我国老龄化急速发展阶段，老年人年均增长 1000 万左右，到 2035 年我国老年人口比例将占总人口 29.1%。

2. 老龄抚养比提高，速度先慢后快 老龄抚养比又称老年人口负担系数，即老年人口数与劳动力人口数之间的比率，我国老龄抚养比近年来上升较快。由于我国的计划生育国策始于 20 世纪 70 年代末，按人口年龄结构推算，21 世纪前几十年新增劳动力年龄人口的相对比重会下降。另一方面，由于 20 世纪 50~70 年代出现的"婴儿潮"等原因，使现期劳动力年龄人口（15~59 岁）的比重仍较大，现期仍处于"人口红利"黄金时期，老龄抚养比的变化会比较平稳，仍会保持在一个较好的水平上。但在 2025 年会达到 20.9%，超过 15.9% 的世界平均水平和 12.8% 的欠发达国家平均水平，低于 33.5% 的发达国家平均水平。

3. 人口老龄化超前现代化 我国人口老龄化与社会经济发展水平不相适应。发达国家在进入老龄化社会时，人均国内生产总值一般在 5000~10000 美元，目前为 20000 美元左右；而 2001 年我国 65 岁及以上老年人口占比达到 7.1%，按照联合国标准正式进入老龄化社会，而当年人均 GDP 仅为 1041 美元，用国际上定义的中间贫困线标准——每天低于 2 美元衡量，我国还属于低收入国家，呈现出"未富先老"和"未备先老"的状态，老年人面临诸多问题和困难。

4. 老龄化发展不平衡 随着 20 世纪 80 年代改革开放政策以及新型城市化建设的大潮，吸引大批年轻的乡村人口进城务工求学，老年人留在乡村，乡村老龄人口大大高于城镇，农村老年化加剧，表现为"农村比城市先老"，这种城乡倒置的状况将会持续到 2040 年。由于区域发展不平衡，东部老龄化明显快于西部。上海市于 1979 年进入老龄化社会，是我国最早进入老龄化的地区，而西部地区刚刚进入老龄化社会。

5. 老龄人口高龄化速度较快　国际上将老龄人口按年龄划分为三种，60～69岁称为低龄老年人口，70～79岁称为中龄老年人口，80岁以上称为高龄老年人口。截至2014年，我国80岁以上老年人口达2400多万，高龄老人比超过11%，80岁以上高龄老人每年以100万人的速度递增，而且失去自理能力的老年人继续增加。预计2055年前后老年人口将达到峰值4.87亿。家庭的小型化加上人口流动性的增强，使城市"空巢"家庭大幅增加，目前已接近50%。高龄人口相对于其他老年人口有其特殊性：丧偶和患病率高，女性多于男性，生活自理能力差。

（三）人口老龄化带来的影响

社会人口老龄化程度的不断加剧，特别是老年人口的高龄化，对社会经济、医疗卫生保健、人民生活等诸多领域产生了广泛而深刻的影响。

1. 社会负担加重　抚养系数，即社会负担系数，亦称为抚养比，是指非劳动人口数与劳动力人口数之间的比率。抚养系数越大，表明劳动力人均承担的抚养人数就越多，即意味着劳动力的抚养负担就越严重。随着老龄化加速，使劳动年龄人口的比重下降，老年抚养系数不断上扬，加重了劳动人口的经济负担。2015年中国户籍人口调查结果显示，老年抚养系数已达23.2%，即每100个劳动人口要赡养23.2个60岁以上的老年人，而且随着社会不断发展，老年负担系数会越来越大，对经济、社会、生活等均会带来相关影响。

2. 社会保障费用增加　发展社会保障和建立社会养老保险体系是解决老龄化的主要手段，也是社会进步的必然要求和文明的标志。保健服务需要社会和政府提供费用，这也就加大了他们的负担。据2015年统计数据显示，至2014年，我国离退休、退职人员数已达8593万人，离退休、退职费及养老保险支出23326亿元，预计到2030年，我国离退休人员将猛增到1.5亿多人，届时离退休人员将相当于在职人员的40%以上，这将给国家造成沉重的负担，也将影响国家经济的可持续发展。

3. 现有产业结构需要调整　人口老龄化，国家需要增加相应的投资，调整现有的产业结构，来满足老年人群的特殊需要，如建立老年人生活服务中心、修建和改造便于老年人生活的基础设施等，这又为社会经济的发展带来了负面影响。

4. 传统养老模式受到影响　随着人口老龄化、高龄化、空巢化、家庭少子化，传统的家庭养老功能日趋削弱，急需社会养老服务事业发展，以弥补家庭养老功能的不足，如修建养老院、提供养老费、医疗保健等。截至2051年底，全国各类养老福利机构近4万家、养老床位669.8万张，养老床位总数约占老年人口的3.03%，仍低于发达国家2010年5%～7%的比例，远远不能满足老龄事业的发展需求。

5. 医疗保健服务需求增加　老年人口对医疗、保健、护理及生活服务的需求大大超过其他人群。据统计，我国现有失能、半失能老年人近4000万，占老年人总数的19%，其中完全失能达6.4%，这给照料护理带来巨大压力。老年人口是社会的脆弱群体，发病率高，且其多患有肿瘤、心脑血管疾病、糖尿病、老年精神障碍等慢性病，心理状况也令人担忧。且随着年龄增长，其健康状况不断恶化，病程长、花费大，消耗卫生资源多，不仅使家庭和社会的负担加重，同时也对医疗资源提出挑战，对医疗设施、医护人员和卫生费用的需求急剧增大。

6. 老龄工作力度急需加大　我国的老龄工作起步较晚，健康、保健专业人员缺乏，基层网络服务薄弱，老龄工作资源不足。目前，针对老年人所开展的服务项目少，服务水平低，覆盖面窄，老年人的参与率和受益率不高。

第二节　老年护理学概述

老年护理学源于老年学，是一门跨学科、多领域并具有独特性的综合性学科，与老年学、老年医学关系密切。

一、老年护理学概念

老年护理学是以老年人为研究对象，研究老年期的身心健康和疾病护理特点与预防保健的学科，也是研究、诊断和处理老年人对自身现存和潜在健康问题反映的学科。它是护理学的一个重要分支，与社会科学、自然科学相互渗透。

由于老年人在生理、心理、社会适应能力各方面不同于其他年龄组的人群，同时老年疾病也有其特殊性，因此就决定了老年护理学有其自身的特殊规律。老年护理学的重点是从老年人生理、心理、社会文化以及发展的角度出发，研究自然、社会、文化教育和生理、心理等因素对老年人健康的影响，探求用护理手段或措施解决老年人现存和潜在的健康问题，使老年人获得或保持最佳健康状态，或有尊严、安宁地离开人世，从而提高老年人的生活质量。

二、老年护理学的范畴和特点

老年护理学起源于现有的护理论和社会学、生物学、心理学、健康政策等学科理论。美国护士协会（American Nurses Association，ANA）1987 年提出用"老年护理学"概念代替"老年病护理"概念，因为老年护理学涉及的护理范畴更广泛，包括评估老年人的健康和功能状态，制定护理计划，提供有效护理和其他卫生保健服务，并评价效果；强调保持和恢复、促进健康，治疗和康复，预防和控制由急、慢性疾病引起的残疾，协助自理和慢性病管理，为衰弱和自理能力缺失的老人提供护理服务、姑息治疗和临终关怀等。

三、老年护理学的特点

参与及引领多学科合作，在多种场所服务，强调团队合作关系，需要社会家庭的共同努力。

老年护理学具有较强的理论性、实践性和多学科性。老年人的个体和群体特点决定了老年护理学的特点。随着年龄的增长，老年人积累大量的生活经验的同时，也暴露于各种环境危险之下，带病生存是老年人群中的一个普遍现象，在高龄老年人中尤为常见，多种慢性病共存而导致了多重用药、患病后临床症状不典型，疾病及操作双重并发症多且较严重，这都提示了老年护理的复杂性。在老年护理学科的理论构建与能力培养中务必考虑到上述特点。

多学科合作是老年护理学的一个重要特点。因为老年护理涉及面广，包括疾病、功能状态、精神健康、社会经济体制、医疗体制、养老政策和法规、社会文化、伦理道德等，因而决定了老年护理必须与多学科进行融合，建立老年护理专业综合的教育系统，才能满足老年人多方面需求。在预防疾病、治疗护理、社会福利方面，与医学、护理学、社会学、心理学、经济学和伦理学等专家探讨问题的解决途径是至关重要的。

四、老年护理的目标与原则

（一）老年护理的目标

1. 增强自我照顾能力 面对老年人的虚弱和需求，医护人员常寻求其他社会资源的协助，而很少考虑到老年人自身的资源。老年人在许多时候都以被动的形式生活在依赖、无价值、丧失权利的感受中，自我照顾意识淡化，久而久之将会丧失生活自理能力。因此，要善于运用老年人自身资源，以健康教育为干预手段，采取不同的措施，尽量维持老年人的自我照顾能力，维持和促进老年人功能，巩固和强化其自我护理能力，以避免过分依赖他人护理。

2. 延缓衰退及恶化 应广泛开展健康教育，提高老年人的自我保护意识，改变不良的生活方式和行为，增进老年人健康。通过三级预防策略，对老年人进行管理。避免和减少健康危险因素的危害，做到早发现、早诊断、早治疗、积极康复，对疾病进行干预，防止病情恶化，预防并发症的发生，防止伤残。

3. 提高生活质量 护理的目标不仅仅是疾病的转归和寿命的延长，而应促进老年人在生理、心理和社会适应方面的完美状态，提高生活质量，体现生命意义和价值。老年人要在健康基础上长寿，做到年高不老、寿高不衰，更好地为社会服务，而不是单纯满足人们长寿的愿望，让老年人抱病余生。

4. 安享生命晚年 对待临终老年人，护理工作者应从生理、心理和社会全方位为他们服务。对其进行综合评估分析，识别、预测并满足其需求，在其生命终末阶段有陪伴照料，以确保老年人能够无痛、舒适地度过生命的最后时光，让老年人走得平静，给家属以安慰，使他们感受到医务人员对老年人及其亲属的关爱和帮助。

（二）老年护理的原则

老年护理是指为老年人提供医疗护理、预防保健、精神慰藉、康复娱乐等一系列服务，以促使其达到身体、心理、社会功能最佳状态。因此，老年护理工作有其特殊的规律和专业的要求，为了实现护理目标，在护理实践中还应遵循以下护理原则。

1. 满足需求 人的需要满足程度与健康成正比。因此，首先应以满足老年人的多种需求为基础。护理人员应当增强对老化过程的认识，将正常及病态老化过程和老年人独特的心理社会特性与一般的护理知识相结合，及时发现老年人现存的和潜在的健康问题和各种需求，使护理活动能提供满足老年人的各种需求和照顾的内容，使其真正有助于老年人健康发展。

2. 早期防护　衰老起于何时，尚无定论。又由于一些老年病发病演变时间长，如高脂血症、动脉粥样硬化、高血压、糖尿病、骨质疏松症等一般均起病于中青年时期，因此，一级预防应该及早进行，老年护理的实施应从中青年时期开始入手，进入老年期加强关注。应了解老年人常见病的病因、危险因素和保护因素，采取有效的预防措施，防止老年疾病的发生和发展。对于有慢性病、残疾的老年人，根据情况实施康复医疗和护理的开始时间应越早越好。

3. 整体护理　由于老年人在生理、心理、社会适应能力各方面与其他人群有不同之处，尤其是患病后往往有多种疾病共存。因此，护理人员必须树立整体护理的理念，研究多种因素对老年人健康的影响，提供多层次、全方位的护理。一方面要求护理人员对患者全面负责，在工作中注重患者身心健康的统一，解决患者的整体健康问题；另一方面要求护理业务、护理管理、护理制度、护理科研和护理教育各个环节的整体配合，共同保证护理水平的整体提高。

4. 因人施护　衰老是全身性的、多方面的、复杂的退化过程，老化程度因人而异；影响衰老和健康的因素也错综复杂，特别是出现病理性改变后，老年个体差异性很大，加上患者性别、病情、家庭、经济等各方面情况不同，因此，既要遵循一般性护理原则，又要注意因人施护，执行个体化护理的原则，做到针对性和实效性护理。

5. 面向社会　老年护理的对象不仅是老年患者，还应包括健康的老年人及其家庭成员。因此老年护理必须兼顾到医院、家庭和人群，护理工作场所不仅仅是病房，也应包括社区和全社会，从某种意义上讲，家庭和社会护理更加重要，因为不但本人受益，还可大大减轻家庭和社会的负担。

6. 连续照护　随着衰老，加上老年疾病病程长、并发症多、后遗症多，多数老年患者的生活自理能力下降，有的甚至出现严重的生理功能障碍，对护理工作有较大的依赖性，老年人需要连续性照顾，如医院外的预防性照顾、精神护理、家庭护理等。因此，开展长期照护是必要的。对各年龄段健康老年人、患病老年人均应做好细致、耐心、持之以恒的护理，减轻老年人因疾病和残疾所遭受的痛苦，缩短临终依赖期，对生命的最后阶段提供系统的护理和社会支持。

五、老年护理的道德准则和执业标准

护理从本质上说就是尊重人的生命，尊重人的尊严和权利。因此，护理是极其神圣、道德水准要求较高的职业。护理人员必须严格履行职业道德准则和执业标准。

（一）老年护理道德准则

由于老年人生理、心理、在社会中的特殊性，使他们处于可能发生不良后果的较大危险之中，因而老年护理是一种更具社会意义和人道主义精神的工作，对护理人员的道德修养提出了更严格的要求。

1. 尊老敬老，扶病解困 中华民族历来奉行尊老、养老的美德，这种优良传统成为我国文化传统的主要内容之一，并著称于世。老年人尤其是高龄老人有着特殊的需求，特别是对于日常生活照料、精神安慰和医疗保健三个基本方面的服务需求尤为迫切。广大护理工作者应倾心于此、尽力于此，无论是在医院还是在社区家庭，都应将尊老、敬老、助老的工作落到实处，为老年人分忧解难、扶病解困。老年人一生操劳，对社会作出了巨大贡献，理应受到社会的尊重和敬爱，医护人员也必须为他们争取各种伦理和法律权利。

2. 热忱服务，一视同仁 热忱服务是护理人员满足患者需要的具体体现。在护理工作中要注意老年人生理和心理的变化，始终贯彻责任心、爱心、细心、耐心的原则，尽量满足其要求，保证他们的安全和舒适感；对患者应一视同仁，无论职位高低、病情轻重、社会背景、自我护理能力强弱，都要平等相待、尊重人格，体现公平、公正的原则，并能提供个性化护理。

3. 高度负责，技术求精 老年人对疾病的反应不敏感，容易掩盖很多疾病的体征，加之老年人病情发展迅速，不善于表达自己的感受，很容易延误病情。这不仅要求护理人员具有娴熟的专科护理知识技能，更重要的是有责任心，在工作中做到仔细、周密，千方百计地减轻和避免后遗症、并发症，绝不能因为工作中的疏忽而贻误了患者的治疗。在独自进行护理时，严格恪守"慎独精神"，在任何情况下都应忠实于患者的健康利益，不做有损于患者健康的事。精湛的护理技术是护理效果的重要保证。只有刻苦钻研护理业务，不断扩展和完善知识结构，熟练掌握各项护理技术操作，才能及时准确地发现和判断病情变化，恰当处理各项复杂的问题，才能在操作中做到快捷、高效，最大限度地减轻患者的痛苦。

（二）老年护理执业标准

护理人员必须通过学校教育、在职教育、继续教育和岗前培训等增加老年护理的知识和技能。我国尚无老年护理执业标准，目前主要参照美国的老年护理执业标准，该标准是 1967 年由美国护理协会提出，1987 年修改而成。它是根据护理程序制定的，强调增加老人的独立性及维持其最高程度的健康状态。

六、老年护理面临的问题与对策

人口老龄化带来最大的难题是日益增多的老年人口的抚养和照料问题，特别是迅速增长的"空巢"、高龄和带病老年人的服务需求、寿命延长与"寿而不康"造成的医疗卫生和护理的压力。与发达国家相比，目前我国老年医学教育、老年护理教育明显滞后，既缺乏合格的老年医护工作者，也缺乏高层次的教学师资人才；培养老年护理专业人才的教育体系还远未成熟和完善，老年护理专业的人才培养亟待加强；老年护理学科的发展尚不能满足老年人群的护理需求；老年人医疗卫生服务需求不断增长，而保障服务能力与之不相适应，适合老龄社会要求的专业化医疗卫生服务体系尚未形成，老年卫生服务资源不足。

2014 年底，65 岁老年人慢性病患病率达 53% 左右，医疗费用支出是年轻人的 3 倍，占医疗总费用的 30%～35%。高龄老人是增长最快的一个群体，又是老年人口中的脆弱群体，他们带病生存甚至卧床不起的概率最高，迫切渴望老有所医，希望得到保健护理、生活照料、精神呵护。然而，我国护理事业发展与国际标准水平相比还存在较大的差距。早在 1998 年，世界大多数国家每千人口护士比已经达到 3‰ 以上，国际上医护平均比例为 1∶27，许多国家护士与病床的比例都基本保持在 11 以上。截至 2020 年底，我国注册护士总数达到 445 万人，每千人口护士数从 2010 年的 1.52 提高到 3.14，全国医护比由 2010 年的 1∶085 提高到 1∶1.25，长期以来医护比例倒置问题得到根本性扭转，但是护士与病床的比例按"十三五"规划纲要，2020 年才达到 0.8∶1。因此，护士仍然是紧缺型人才，老年护理专业人员更是缺乏。

因此，我们应借鉴国外的先进经验。积极营造健康老龄化的条件和环境，扩大护理教育规模，缓解护理人力紧张状况；加强老年护理教育，加快老年护理的师资队伍建设；明确学科定位，制定切实可行的老年护理人才培养目标和课程计划，开设老年护理专业，加快专业护理人才培养，适应老年护理市场的需求；加强老年人常见疾病的防治护理研究，解决好老年人口的就医保健问题，进一步推进医疗卫生与养老服务相结合，整合医疗、康复、养老和护理资源，为老年人提供治疗期住院、康复期护理、稳定期生活照料以及临终关怀一体化的健康和养老服务。逐步建立以"居家养老为基础、社区服务为依托、机构养老为补充"的养老服务体系；进一步开发包括长期商业护理保险在内的多种老年护理保险产品，积极探索建立长期护理保险制度以及多元化的保险筹资模式，保障老年人长期护理服务需求；建立健全长期照护项目内涵、服务标准以及质量评价等行业规范和体制机制，探索建立从居家、社区到专业机构等比较健全的专业照护服务提供体系；开拓专业护理保健市场，发展老年服务产业；开发老年护理设备、器材，为社区护理和家庭护理提供良好的基础条件；真正满足老年群体在日常生活照顾、精神慰藉、临终关怀、紧急救助等方面日益增长的需求。广大医护人员要努力探索、研究和建立我国老年护理的理论和技术，构建有中国特色的老年护理理论和实践体系，不断推进我国老年护理事业的发展。

第二章　老年人健康评估

学习目标

1. **掌握**　老年人健康评估时的注意事项。
2. **熟悉**　老年人身体健康状况评估的内容。
3. **了解**　使用评估工具对老年人的身体功能、心理和社会健康状态进行评估的方法。

案例导入

案例：王大爷，男，65 岁，丧偶 1 个月。近来情绪低落，对任何事情提不起精神，寡言少语，反应迟钝，且常常出现疲乏无力、睡眠障碍、食欲下降等不适。

问题：护士接诊王大爷后，应重点从哪方面进行评估？评估的方法有哪些？

随着人口老龄化的发展，我国 60 岁以上的老龄人口已达 2.5 亿，老年人的健康问题日益受到重视。随着年龄的增长，老年人相应的身体功能也会发生变化，生理功能的衰退、感官系统的退化、认知功能的改变、协调能力和认知新事物能力等都有不同程度的下降。因此，护理人员在对老年人进行健康检查时，除了一般的健康评估，更要注意老年人的身体特点，通过耐心细致的健康检查，获得全面、客观的评估资料，准确判断老年人的健康状况，为老年人提供更优质的护理服务。

第一节　概　　述

老年人的健康评估，除了身体状况的评估外，还包括了心理评估和社会健康状况的评估。对老年人进行全面的健康评估，才能更好地了解其健康状况，实现老年个体化优质护理。

一、健康评估的概念

健康评估是研究诊断个体、家庭或社区对现存的或潜在的健康问题或生命过程反映的基本理论、基本技能和临床思维方法的学科。从临床护理的角度，健康评估指动态地收集和分析服务对象的健康资料，包括身体的、心理的和社会的健康资料，以发现服务对象对自身健康问题在生理、心理、社会和精神等诸多方面的反应，确定其护理需求，从而作出护理诊断的过程。

二、老年人健康评估方法

护理人员对老年人进行健康评估的方法主要有以下几种。

（一）交谈法

护理人员通过与老年人、亲友、照料者及其他医护人员进行交流沟通，获取老年人健康状况信息。在交流过程中，要注意运用有效的沟通技巧，建立良好的合作信任关系，同时要注意区分主观与客观信息，以便更有效地获得老年人的健康资料。

（二）观察法

护理人员运用视、听、嗅、触等感官获取老年人的健康资料，通过观察老年人的身体症状和体征、心理反应、精神状况等，发现现存的或潜在的健康问题，从而获取更全面的健康信息。

（三）体格检查

护理人员运用自己的感官，通过视诊、触诊、叩诊、听诊等检查方法或借助体温计、血压计、听诊器、手电筒等检查工具，客观地了解和评估老年人身体状况，为获得老年人健康资料提供客观依据。

（四）查阅法

护理人员通过查阅与老年人相关的病历、医疗护理记录、辅助检查结果等资料，获取老年人的健康信息。

（五）测试法

护理人员通过标准化量表或问卷，测量老年人的身心状况。

三、老年人健康评估注意事项

护理人员在为老年人进行健康评估时，应结合老年人的身心特点，除了要求评估结果的全面性和客观性，也需注意与老年人之间的沟通技巧和人文关怀，注意事项如下。

（一）适宜的环境

老年人随着感觉功能降低，身体健康状况容易受到环境的影响。在进行体格检查时，室温应维持在 22~24℃，相对湿度维持在 50%~60%。适宜的温湿度会使人感到轻松、舒适、安宁，并减少消耗，有利于健康评估的进行。此外，室内应定时通风换气，保证空气清新；检查过程中，应注意隔帘遮挡，以保护被检查者的隐私。

（二）安排充分的时间

老年人感官退化，往往行动迟缓，反应迟钝。另外，随着生理功能的衰退，往往患有多种慢性病，常感不适或容易疲惫。因此，在给老年人进行健康评估时，应该给老年人安排充分的时间，评估过程中注意适当的休息，也可根据老年人情况，分次进行。

（三）选择适当的检查方法

在对老年人进行健康评估时，应根据老年人的健康状况，选择适当的检查方法。进行躯体评估时，应根据评估的要求和老年人的实际情况选择合适的体位，对有移动障碍的老年人，可取卧位或半卧位。

（四）运用沟通的技巧

老年人随着年龄增长，其听觉、视觉、记忆等功能衰退，会出现反应迟钝、记忆不清、语言表达不清等情况。在健康评估过程中，应适当运用沟通的技巧。交谈时，可减慢语速，适当增加音量，选用通俗易懂的词语，增加肢体语言等；运用倾听、触摸等技巧，增进与老年人的情感交流，以便收集更准确的信息。对于认知功能障碍或语言功能障碍的老年人，应注意观察其非语言信息，必要时可由家属或照料者提供协助。

（五）获取客观的资料

在为老年人进行健康资料的收集时，应保证资料的全面和客观准确，避免个人的主观性。在与老年人交谈时，应注意区分其客观状况和主观感受，同时注意避免资料收集者的主观判断，以免引起偏差。在获得老年人的主观资料时，还应补充相应的客观资料。如患者自述体温过高，测量其体温为 37.9℃。

第二节　老年人身体健康状况评估

老年人身体健康状况评估是指通过问诊、观察、体格检查等方法，对老年人进行细致全面的评估。护理人员通过问诊与老年人建立目的明确而有序的交谈过程，目的是为了获得老年人主观感觉，发现其异常或不适，了解其发生、发展、诊疗与护理经过，明确既往健康状况等。结合问诊，护理人员通过运用自己的感官，或借助体温计、血压计、听诊器等检查工具对老年人进行体格检查，客观地评估老年人身体状况，进一步验证问诊中所获得的健康信息，为确定护理诊断提供依据。此外，在为老年人进行健康评估时，还要对其日常生活能力进行评估。

一、问诊

通过问诊获得老年人的健康资料，包括一般资料、现病史、既往史和家族遗传史等，了解老年人对自身健康的认识以及日常生活和社会活动能力等方面的信息。

（一）一般资料

包括姓名、性别、年龄、民族、籍贯、婚姻状况、职业、宗教信仰、文化程度、经济状况、医疗费支付方式、家庭住址、联系方式、入院时间、入院方式、资料收集时间、资料来源及可靠程度等。

健康问题往往与性别、年龄、民族、婚姻状况及职业等有关。如不同民族习惯和宗教信仰会不同程度影响饮食和生活习惯；文化程度和职业会影响对健康状况的认识与理解；经济状况和医疗费支付方式能够反映其医疗费用承担能力。通过问诊，可以预测老年人对健康状况改变的反应，以便选择适宜的护理措施和健康教育方式。

（二）现病史

包括起病情况与患病时间、主要症状及其特点、病因与诱因、病情的发展与演变、伴随症状以及诊断、治疗与护理经过等。

起病情况包括起病的急缓以及在何种情况下发生；患病时间是指从起病到就诊或入院的时间；主要症状重点为主要症状出现的部位、性质、持续时间、程度及加重或缓解的因素；病因与诱因主要指与本次发病有关的病因（感染、外伤、中毒等）和诱因（气候变化、环境改变、饮食调整等）；诊断、治疗与护理经过包括曾接受的诊断措施及结果，治疗护理方法，所用药物的名称、剂量、方法、时间及疗效等。

（三）日常生活状况

包括基本膳食情况和食欲、排泄情况、日常生活活动能力、睡眠情况、个人嗜好等。

1. 基本膳食情况和食欲　合理的饮食情况和正常食欲有利于老年人营养的摄入，保证充足营养。膳食大致分为基本膳食和治疗膳食，治疗膳食如：低糖饮食、低盐饮食等。食欲通常指个体进食的欲望，可通过食欲正常、食欲增加、食欲亢进、食欲缺乏、畏食等表述。

2. 排泄情况　了解老年人每天的排泄次数、量、性状和颜色，观察有无异常改变。特别注意便秘老年人有无辅助排便情况。

3. 日常生活活动能力　包括日常生活能力、功能性日常生活能力及高级日常生活能力。日常生活能力指老年人最基本的自理能力，即老年人自我照顾、从事每天必须的日常生活的能力。如能否独立完成进食、饮水、穿衣、洗漱、如厕、床上活动、转位、行走、上下楼梯等。功能性日常生活能力指老年人居家进行自我护理活动的能力，包括购物、打扫卫生、洗衣做饭、外出旅行等。高级日常生活能力反映老年人的智能能动性和社会角色功能，包括职业活动、参加娱乐社交活动等。

4. 睡眠情况　随着年龄的增长，老年人精神活动能力下降，会出现易疲乏、注意力不易集中、生理性睡眠缩短等现象。了解老年人每天睡眠情况，包括睡眠时间、入睡时间、睡眠质量以及有无早醒、失眠、多梦等。

5. 个人嗜好　了解老年人有无烟酒嗜好，包括摄入时间、量等。

（四）既往史

包括既往健康状况和既往患病史。如既往疾病史、过敏史、手术或外伤史、输血史和预防注射史等，以及与之相关的具体情况。

（五）遗传史

主要了解老年人直系亲属的健康情况，注意询问老年人是否患有与遗传相关疾病，明确遗传、环境、家庭等对其健康状况的影响。

二、体格检查

体格检查的基本方法包括视诊、触诊、叩诊、听诊和嗅诊。老年人应定期进行体格检查，一般 1～2 年检查一次。一般体格检查主要包含以下几项。

（一）全身状态

主要为生命体征、营养状态、意识状态、面容与表情、体位和步态等。

1. 生命体征 是评估生命活动存在与否及其质量的重要征象，包括体温、脉搏、呼吸和血压，为观察病情变化的指标之一。临床多借助体温计测量体温，借助血压计测量动脉血压。老年人基础体温通常较成年人低，故而感染后常无发热症状。正常成年人在安静状态下心率为 60～100 次/分，老年人往往偏慢，一般在 55～70 次/分较常见。运动时，心率往往上升，最适宜运动心率通常以公式计算：运动最适宜心率（次/分）= 170（180）－ 年龄。式中，170 适用于年老体弱、病后恢复期或开始参加锻炼的人；180 适用于 60 岁以下、体质较好或有一定锻炼基础的人。老年人正常呼吸频率为 16～25 次/分。高血压是老年人常见疾病之一，不同的老年人，其血压范围亦不太相同。有些老年人血压偏高，容易在降压的过程中出现直立性低血压，即由卧位或者坐位改成直立位的时候，会有头晕目眩的感觉，需高度重视。

2. 营养状态 可根据老年人的皮肤、毛发、皮下脂肪和肌肉情况，结合身高体重进行判断。最常用的观察营养状态的方法为测量体重，成年人的理想体重可以用粗略公式计算：理想体重（kg）= 身高（cm）－ 105。一般认为体重在理想体重 ±10% 的范围内为正常。由于体重受身高影响较大，通常也用体质指数（body mass index, BMI）来衡量体重。它的定义如下：体质指数（BMI）= 体重（kg）/身高（m）^{2}。我国成人体质指数在 18.5～23.9 范围内为正常。体质指数低于 18.5 为偏瘦，24～27.9 为偏胖，28 以上属肥胖。随着年龄的增长，肌肉和脂肪组织也会减少，80～90 岁的老年人大多体重明显减轻。

🖉 拓展阅读

根据世界卫生组织定下的标准，亚洲人的体质指数高于 22.9 属于过重。但亚洲人和欧美人属于不同人种，WHO 的标准不是非常适合中国人的情况，为此制定了中国参考标准（表 2-1）。

表 2 - 1 体质指数标准对照表

营养状态	WHO 标准	亚洲标准	中国标准
偏瘦	<18.5		
正常	18.5~24.9	18.5~22.9	18.5~23.9
超重	≥25	≥23	≥24
偏胖	25.0~29.9	23~24.9	24~27.9
肥胖	30.0~34.9	25~29.9	≥28
重度肥胖	35.0~39.9	≥30	—
极重度肥胖	≥40.0		

3. 意识状态 主要反映老年人对周围环境的认识和对自身所处状况的识别能力。通过意识状态评估，有利于判断有无代谢性疾病或颅脑病变；通过老年人记忆力和定向力评估，有利于早期痴呆的筛查。

4. 面容与表情 面容和表情是评价个体情绪和身体状况的重要指标。情绪和疾病可导致痛苦、忧虑、疲惫等表情。

5. 体位和步态 不同的疾病往往使人主动或被动地采取不同的体位，如：心、肺功能不全者可出现强迫体位；脊柱疾病患者为减轻脊背肌肉紧张常被迫采取俯卧位。正常步态往往平稳、协调、有节律，患有某些疾病时可引起异常姿势和步态。如：脊柱、四肢疾病患者常因病变或疼痛而弯腰、背或跛行；帕金森患者常见慌张步态；脑卒中患者往往出现偏瘫步态。

（二）皮肤

老年人的皮肤较干燥、皱褶多、缺乏弹性和光泽，容易破溃。在给老年人的皮肤进行检查时，要注意观察皮肤的颜色、温度、湿度、弹性、有无水肿以及皮肤的完整性。特别是行动不便或长期卧床的老年人，更要注意检查易受压部位，包括枕部、耳廓、肩胛部、肘部、髋部、骶尾部、膝关节内外侧、足内外踝和足跟等，严防压疮。对于已发生的压疮，临床上根据组织损伤的程度将其分为4期，评估时要注意区分。

（三）头面部与颈部

1. 头发 随着年龄的增长、黑色素形成减少等原因，老年人头发逐渐变白，头发稀疏，发丝变细，容易脱落。检查头发时需拨开头发观察头皮颜色，有无头皮屑、头癣、疖、痈、外伤及瘢痕等。

2. 眼睛及视力 眼睛会出现退行性病变，如老年性白内障、斑点退化和青光眼等。检查瞳孔时要注意瞳孔的形状、大小，双侧是否等大、等圆，对光反射是否正常等。

3. 耳朵 老年人的听力随着年龄的增长逐渐减弱，常有耳鸣。为佩戴助听器的老年人检查时，应注意取下助听器。

4. 鼻腔 老年人鼻腔黏膜萎缩变薄，容易干燥。

5. 口腔 老年人由于毛细血管血流减少，口腔黏膜变白；唾液分泌减少，口腔黏膜干燥；味觉减低。老年人牙齿多变黄、变黑、松动、脱落。在进行口腔评估时，注意有无出血和牙齿松动情况。为佩戴义齿的老年人检查时，应先取下义齿。

6. 颈部 颈部检查应在平静而自然的状态下进行，最好取舒适坐位，充分暴露颈部和肩部。检查时手法应轻柔，当怀疑有颈椎疾病时更应注意。阿尔茨海默病、帕金森病和颈椎病等可有颈项强直体征。

（四）胸部

随着年龄的增长，老年女性乳房变长和平坦。乳房检查时注意有无红、肿、热、痛和包块，如发现肿块，应高度怀疑癌变可能。老年人胸部检查时常有胸腔前后径增大、胸廓横径缩小、胸腔扩张受限等体征。

（五）腹部

腹部检查时应嘱老年人排空膀胱，注意观察腹部的外形、呼吸运动和腹部皮肤等情况。可借助听诊器听诊肠鸣音，一般正常人的肠鸣音为 4~5 次/分，老年人可闻及肠鸣音减少。正常人的腹部柔软，无压痛、反跳痛，脏器部位无异常疼痛感。

（六）泌尿生殖器

老年女性由于雌激素水平降低，阴毛稀疏变白，外阴萎缩，皱褶增多，较难分辨阴道口和尿道口，子宫及卵巢萎缩变小。

老年男性随激素水平降低，阴毛稀疏呈灰白色，阴茎、睾丸变小，阴囊无皱褶。出现排尿困难时，应考虑有无前列腺增生。

（七）脊柱与四肢

脊柱检查时通常取立位或坐位，病变主要表现为疼痛、姿势或形态异常以及活动受限等。四肢的检查内容包括四肢与关节的形态、活动度或运动情况，注意有无关节红、肿、热、痛和运动障碍。

（八）神经系统

随着年龄的增长，老年人常表现为精神活动能力下降，出现记忆力衰退、反应迟缓、注意力不集中、睡眠不佳、痴呆、动作迟缓和运动震颤等。

第三节 老年人心理健康状况评估

老年人的心理健康状态直接影响其躯体健康和社会功能状态。对老年人进行心理健康状况评估是健康评估必不可少的环节。心理评估是指在生物 - 心理 - 社会医学模式的指导下，综合运用会谈、观察、测量和检验等方法，对个体或团体的心理现象进行全面、系统和深入分析的总称。老年人的心理健康状况评估通常包括情绪与情感评估、认知能力评估、压力与应激评估等。

一、老年人心理评估的目的

通过心理评估，了解老年人特有的心理特征，为心理护理和护患沟通方式的选择提供依据；发现其心理活动现存的或潜在的健康问题，对常见心理问题进行量化和分级，制定护理计划；评估其压力源、应激反应和应对方式，制定有针对性的护理计划。

二、情绪与情感评估

情绪与情感是个体对客观事物是否满足自身需要的内心体验与反映。老年人常见的异常情绪主要有焦虑、抑郁、恐惧、易激惹和情绪不稳等，其中以焦虑和抑郁最常见。

（一）焦虑

焦虑是个体对于环境刺激产生的一种消极的、不愉快的情绪状态，主要表现为神经紧张、担心和忧惧等。轻度焦虑有利于提高机体的应激水平，中、重度焦虑则可导致行为异常，引起生理和心理障碍。如长期紧张和焦虑可引起高血压、冠心病和消化性溃疡等。常用的评估方法如下。

1. 会谈法　是评估情绪与情感最常用的方法。用以收集老年人情绪与情感的主观资料。必要时可由亲属或照顾者协助。

2. 观察法　观察老年人的面部、身体和语言表情，对会谈所收集的主观资料进行验证。如紧张时常伴有皮肤苍白，焦虑时常伴有多汗。

3. 评定量表测评　是评估情绪与情感较为客观的方法，如焦虑自评量表（表2-2）。量表中每一项按1~4分进行评定，评定完后将20项评分相加得总粗略分，然后乘以1.25，取其整数部分，即得到标准分。我国总粗略分正常上限为40分，标准分为50分。

表2-2　焦虑自评量表

填表注意事项：下面有20条文字，请仔细阅读每一条，把意思弄明白。然后根据你最近一周的实际感觉，在分数栏1~4分适当的分数下划一个"√"。

序号	日常行为内容	没有或很少时间有	小部分时间有	相当多时间有	绝大部时间有分
1	我觉得比平时容易紧张和着急	1	2	3	4
2	我无缘无故地感到害怕	1	2	3	4
3	我容易心里烦乱或觉得惊恐	1	2	3	4
4	我觉得我可能要发疯	1	2	3	4
5	我觉得一切都很好，也不会发生什么不幸	4	3	2	1
6	我手脚发抖、打颤	1	2	3	4

7	我因为头痛、头颈痛和背痛而苦恼	1	2	3	4
8	我感觉容易衰弱和疲乏	1	2	3	4
9	我觉得心平气和,并且容易安静坐着	4	3	2	1
10	我觉得心跳得很快	1	2	3	4
11	我因为一阵阵头晕而苦恼	1	2	3	4
12	我有晕倒发作或觉得要晕倒似的	1	2	3	4
13	我呼气、吸气都感到很容易	4	3	2	1
14	我手脚麻木和刺痛	1	2	3	4
15	我因为胃痛和消化不良而苦恼	1	2	3	4
16	我常常要小便	1	2	3	4
17	我的手常常是干燥温暖的	4	3	2	1
18	我脸红发热	1	2	3	4
19	我容易入睡并且一夜睡得很好	4	3	2	1
20	我做噩梦	1	2	3	4

(二) 抑郁

抑郁是个体在失去某种其重视或追求的东西时产生的情绪体验,以显著而持久的心境低落为主要临床特征,是心境障碍的主要类型。抑郁时也可伴有食欲减退、睡眠障碍和体重下降等。常用的评估方法如下。

1. 会谈法 通过会谈收集老年人主观资料,判断老年人有无抑郁症状。

2. 观察法 观察老年人表情判断老年人有无抑郁症状。

3. 评定量表测评 可通过老年人抑郁量表(表2-3)进行评估。老年抑郁量表是由 Brank 等人在 1982 年创制,专用于老年人抑郁的筛查,但其临界值仍然存在着疑问。针对老人一周以来最切合的感受进行测评,评定完后将30项评分相加得总分。用于一般筛查目的时通常采用的评定标准为:总分为 0~10 分,属正常;11~20 分,为轻度抑郁;21~30 分,为中重度抑郁。

表2-3 老年人抑郁量表

填表注意事项:下面有30条文字,请仔细阅读每一条,把意思弄明白。然后根据你最近一周的实际感觉,回答"是"或"否",并在分数栏适当的分数下划一个"√"。

序号	日常行为内容	是	否
1	你对生活基本满意吗	0	1
2	你是否已经放弃了许多活动与兴趣	1	0
3	你是否觉得生活空虚	1	0
4	你是否常感到厌倦	1	0
5	你觉得未来有希望吗	0	1
6	你是否因为脑子里有一些想法摆脱不掉而烦恼	1	0

7	你是否大部分时间精力充沛	0	1
8	你是否害怕会有不幸的事落到你头上	1	0
9	你是否大部分时间感到幸福	0	1
10	你是否常感到孤立无援	1	0
11	你是否经常坐立不安、心烦意乱	1	0
12	你是否希望待在家里而不愿去做些新鲜事	1	0
13	你是否常常担心将来	1	0
14	你是否觉得记忆力比以前差	1	0
15	你觉得现在生活很惬意	0	1
16	你是否常感到心情沉重、郁闷	1	0
17	你是否觉得像现在这样活着毫无意义	1	0
18	你是否常为过去的事忧愁	1	0
19	你觉得生活很令人兴奋吗	0	1
20	你开始一件新的工作很困难吗	1	0
21	你觉得生活充满活力吗	0	1
22	你是否觉得自己的处境已毫无希望	1	0
23	你是否觉得大多数人比你强得多	1	0
24	你是否常为些小事伤心	1	0
25	你是否常觉得想哭	1	0
26	你集中精力有困难吗	1	0
27	你早晨起来很快活吗	0	1
28	你希望避开聚会吗	1	0
29	你作出决定很容易吗	0	1
30	你的头脑像往常一样清晰吗	0	1

三、认知评估

（一）认知的概念

认知是指人认识外界事物的过程，或者说是对作用于人的感觉器官的外界事物进行信息加工的过程。它包括感觉、知觉、注意、记忆、思维、语言、定向力和智能等。

（二）老年人认知能力评估

对老年人认知的评估主要包括思维、语言和定向力三方面。思维评估主要是针对思维形式和思维内容进行评估，可询问老年人有关日常生活和工作中可能出现的情况并请其作出判断，评估有无思维障碍。语言评估可通过提问、复述、自发性语言、命名、写作和阅读等方式进行评估。定向力评估主要通过评估老年人时间、地点、空间和人物定向力方面，判断有无异常。定向力障碍在脑器质性病变者多见。

第四节　老年人社会健康状况评估

全面评估老年人的健康状况，除身体、心理评估外，还包括社会健康状况的评估。对老年人进行社会健康状况评估，主要包括老年人的角色功能、环境、文化背景和家庭状况等。

一、角色功能评估

（一）角色

角色又称社会角色，是指个体在特定的社会关系中的身份及由此而规定的行为规范和行为模式的总和。社会角色繁多，不同年龄、职业、地位和行为特征都对应了不同角色。老年人一生经历了多种角色的转变，随着年龄的增长，从小孩到青年、中年直至老年；从儿子/女儿到父母直至祖父母；从学生到工作者再到退休人员等。适应角色的功能对于顺利开展日常生活十分重要。当个体的角色表现与角色期望不协调时，往往会出现角色适应不良的状况，给个体带来生理和心理的不良反应。如头痛、头晕、睡眠障碍、紧张、焦虑和抑郁等。

（二）老年人角色功能评估

可以通过交谈和观察两种方式进行。主要包括一般角色、家庭角色和社会角色的评估。会谈过程中，注意询问老年人职业和家庭角色的改变情况，收集老年人每日活动的资料，确认老年人在家庭、工作和社会生活中所承担的角色，判断有无角色适应不良。观察有无角色适应不良的生理和心理反应，特别是丧偶的老年人，更要加强重视。

二、环境评估

环境是人类生存或生活的空间，包括自然环境和社会环境，可以直接或间接影响人的健康。通过对老年人所处的环境进行评估，能够更好地发现影响老年人健康的外在因素，提高老年人生活质量。

（一）物理环境

物理环境又称为自然环境，是一切存在于机体外环境的物理因素总和。其中对老年人的环境评估主要是对居住环境安全的评估。随着老龄人口的增长，空巢老年人日益增多，独居老年人面临居住环境带来不便的问题也越来越多。对老年人的居住环境进行评估，可以采用会谈、实地考察和量表评定等方法，对居住环境和家庭中存在的不安全因素进行排查，注意环境的光线、温湿度、通风、电源安全、防滑和防跌倒等的评估。

（二）社会环境

社会环境是指人类生存及活动范围内的社会物质与精神条件的总和。广义的社会环境包括整个社会经济文化体系。其中，对老年人的社会环境评估主要是经济状况、生活方式、社会关系和支持的评估，可通过交谈和观察的方式进行。

三、文化与家庭评估

（一）文化评估

文化是人类社会特有的现象，是指一个国家或民族的历史、地理、风土人情、传统习俗、生活方式、文学艺术、行为规范、思维方式、价值观念等。对老年人的文化进行评估，主要是评估老年人居住、饮食和沟通等方面的差异，以及了解老年人对健康、疾病、老化和对于死亡的看法。评估时注意老年人是否存在文化休克现象。

（二）家庭评估

家庭评估主要是评估家庭对于老年人健康状况的影响。评估内容包括家庭成员、家庭结构、家庭类型、家庭关系和家庭危机等。常用评估方法为：会谈、观察和量表测评。

拓展阅读

文化休克

文化休克（cultural shock）是 1958 年美国人类学家奥博格（Kalvero Oberg）提出来的一个概念。是指一个人进入不熟悉的文化环境时，因失去自己熟悉的所有社会交流的符号与手段而产生的一种迷失、疑惑、排斥甚至恐惧的感觉。"休克"本来是指人体重要功能的丧失。但是，当一个长期生活于自己母国文化的人突然来到另一种完全相异的新的文化环境中时，其在一段时间内常常会出现这种文化休克的现象。

第三章　老年人的健康保健与养老照顾

随着人口老龄化速度的加快及面对我国庞大的老年人口数量，建立和完善老年保健组织和养老照顾体系及养老机构，为老年人提供满意的医疗保健服务和养老照护，是当前我国社会十分重要的任务。

第一节　老年保健概述

老年人随着年龄的增长，健康状况逐渐衰退，做好老年保健工作，促进健康老龄化。尤其是对老年重点保健人群，延长生活自理的年限，提高生活质量具有重要意义。1993 年 7 月第 15 届国际老年学大会的主题为"科学要为健康的老龄化服务（science for health aging）"，认为老年人最为重要的是拥有健康。做好老年保健工作，为老年人提供令人满意和适宜的医疗保健服务，既有利于老年人健康长寿和延长生活自理的年限，提高老年人的生命质量，又能促进社会的稳定与发展。

一、概念

世界卫生组织（WHO）指出，老年保健是指在平等享用卫生资源的基础上，充分利用现有的人力、物力，以维护和促进老年人健康为目的，发展老年保健事业，使老年人得到基本的医疗、护理、康复、保健等服务。

老年保健事业是以维持和促进老年人健康为目的，为老年人提供疾病的预防、治疗、功能锻炼等综合性服务，促进老年保健和老年福利事业的发展。老年保健需要在医院、中间机构、社区及临终关怀等老年医疗保健福利体系中通过为老年人提供疾病的预防、治疗和功能锻炼来实现。老年保健组织对于保障老年人的健康和生活具有重要意义，护理人员在老年保健组织中所发挥的作用将越来越大。

二、目标和基本原则

（一）目标

老年保健的目标是最大限度地延长老年期独立自理生活的时间，缩短功能丧失及在生活上依赖他人的时间，达到延长健康预期寿命、提高老年人生命质量的目的，进而实现健康老龄化。

（二）基本原则

1. 全面性原则　老年人的健康包括躯体、心理和社会健康，所以老年保健也应是全方位、多层次的。全方位指老年保健不仅要重视身体健康，还要重视老年人的心理及社会适应能力和生活质量等方面的问题。多层次指对疾病和功能障碍的预防、治疗、康复、健康促进和维护。因此，建立系统的、全面的老年保健计划是非常有益的。

2. 区域化原则　老年保健的区域化是为了使老年人获得更方便、快捷的保健服务，以社区为基础，通过家庭、邻居和社区提供医疗保健和生活照料服务，帮助老年人克服困难，更好地生活。重点是针对老年独特的需要，确保在要求的时间、地点，为真正需要服务的老年人提供社会援助，老年人更愿意留在家庭而不是住进各种医疗机构。近年来，国家更加重视以支持家庭护理为特色的家庭保健计划项目，执行项目的医护人员或其他服务人员可以为居家老年人提供诊疗、护理、康复指导及心理咨询等一系列支持性服务，受到老年人的欢迎。为此，保健服务机构医师、护士、社会工作者、健康教育者、保健计划设计者等应接受老年学和老年医学方面的训练，能够为所服务区域的老年人进行疾病的早期预防、早期发现和早期治疗，并能进行意外事故、安全和环境问题及精神障碍的识别。

3. 费用分担原则　老年保健的费用筹集是老年保健管理的关键环节。解决日益增长的老年保健需要与紧缩的财政支持之间矛盾的方法是"风险共担"，即政府、单位、保险公司与老年人分别承担一部分。这种"费用分担"的原则越来越为大多数人所接受。

4. 功能分化原则　老年保健的功能分化，即在对老年健康的全面性充分认识的基础上，对老年保健的各个层面有足够的重视，具体体现在老年保健的计划、组织、实施及评价方面。老年保健不仅需要从事老年医学研究的医务人员，还应该有精神病学家、心理学家、社会工作学者的参加，在人力配备上显现出功能分化。

5. 联合国老年政策原则　包括老年人的独立性原则、参与性原则、保健与照顾原则、自我实现或自我成就原则以及尊严原则。

三、重点人群

（一）高龄老年人

高龄老年人是指 80 岁以上的老年人。随着生活水平的逐步改善，高龄老年人比例日渐提高。高龄老年人是体质脆弱的人群，具有女性多、丧偶率高、文盲率高、健康状况差的特点，多同时患有几种疾病，易出现系统功能衰弱，生活自理能力低，生活依赖性强，住院时间也较其他人群长，故对医疗保健的需求量大。

（二）独居老年人

随着社会的发展，高龄化和我国推行计划生育政策所带来的家庭结构变化和子女数的减少，家庭已趋于小型化，只有老年人组成的家庭比例逐渐增高。特别是我国农村，青年人外出打工的人数越来越多，导致老年人单独生活的现象比城市更加严重。独居老年人很难外出看病，对医疗保健的社区服务需求量增加。因此，帮助老年人购置生活必需品，定期巡诊、送医送药上门，提供健康咨询和开展社区老年保健服务具有重要意义。

（三）丧偶老年人

丧偶老年人随年龄增高而增加，丧偶对老年人的生活影响很大，所带来的心理问题也非常严重。据世界卫生组织报告，丧偶老年人的孤独感和心理问题发生率均高于有配偶者，这种情况严重影响了老年人的健康，尤其是近期丧偶者，常导致疾病发生或原有疾病的复发，丧偶老年人的心理护理尤为重要。

（四）患病的老年人

老年人患病后，身体状况差，生活自理能力下降，需要全面系统的治疗，因而加重了老年人的经济负担。为缓解经济压力，部分老年人会自行购药、服药，易导致延误诊断和治疗。因此，应做好老年人健康检查、健康教育、保健咨询等工作，同时应配合医生治疗，促进老年人的康复。

（五）新近出院的老年人

近期出院的老年人因身体未完全康复，常需要继续治疗，如遇到影响康复等不利因素，疾病易复发甚至恶化导致死亡。因此，社区医疗保健人员，应定期随访，根据老年患者的身体情况，及时调整治疗方案、提供健康指导等。

（六）精神障碍的老年人

老年人中的精神障碍者主要是痴呆老人，包括血管性痴呆和老年性痴呆。随着老年人口和高龄老年人的增多，痴呆老年人也会增加。痴呆使老年人生活失去规律，严重时生活不能自理，常伴有营养障碍，从而加重原有的躯体疾病。因此，痴呆老年人需要的医疗和护理服务明显高于其他人群，应引起全社会的重视。

四、保健人群对医疗保健的服务需求

（一）对医疗服务的需求

老龄化对健康的影响及其显著，老年人对医疗服务需求显著增加。一方面，老年人由于生理功能衰退和机体抵抗力下降，患病率和发病率增高，导致对医疗服务需求的显著增加；另一方面，老年人慢性疾病的患病率增加，通常是总人口的 2～3 倍，这使老人的医疗服务需求比一般人群明显增高。据统计，在美国医疗费用增长中 7% 是由人口老化所致。日本 65 岁以上老人的医疗费用是一般人群的 4.6 倍。中国的调查也显示，一个 60 岁以上的老年人所支付的医药费占其一生医药费的 80% 以上；65 岁以上人口的人均医疗费用大约是 65 岁以下人口的 3～5 倍。据中国的老龄化趋势预测，在医疗服务价格不变的情况下，人口老龄化导致医疗费用负担每年将以 1.54% 的速度递增。

（二）对保健服务和福利设施的需求

老年人对保健服务和福利设施需求增加，社会福利服务与卫生保健服务是密切相关的。首先，老年人由于老化、疾病和伤残而妨碍了正常社会交往，降低了独立生活的能力；其次，经济收入减少，参与社会活动的机会减少，可能导致情感空虚，出现孤独感、多余感；再次，由于身体状况的变化会对住房和环境产生新的需要。因此，老人们希望社会福利能尽力填补由于社会和经济发展造成的差距，使自己在家庭、社团或其他环境中有所作为、自我实现，尽快从困境中解脱出来。多年来，对老年问题采取的解决方法有：①个人或家庭有责任照顾老年人，国家有法律法规对老年人进行保护，并提供有限的资金和服务；②民政部门有责任对无家庭抚养的老年人进行照顾；③老年人照顾组织由国家支持；④国家和社区应当参与组织老年人的福利服务，加大社区养老服务的设施建设，加快老年活动场所和便利化设施建设，加快推进无障碍设施建设，加强住宅的适应性改建等福利设施建设。

（三）高龄老年人对生活照顾的需求

由于年龄增高而引起的退行性疾病容易导致活动受限甚至残疾，生活不能自理，需要较多的照顾。有关调查结果显示：自身活动受限、生活不能自理的高龄老年人或需要帮助的老年人占 3.9% ~ 8.4%，高龄引起退行性疾患及精神疾患增加，使老年痴呆、早老性痴呆的发病率高，对老年人健康危害较大，老年保健护理的难度增加，全社会应加强居家养老服务，为老年人提供必要的生活照料，满足老年人，特别是对高龄老年人的生活照料、精神慰藉等方面的需求。

五、任务

开展老年保健工作的目的是运用老年医学知识开展老年病的防治工作，加强老年病的监测，控制慢性病和伤残的发生；开展健康教育，指导老年人日常生活和健身锻炼，提高健康意识和自我保健能力，延长健康期望寿命，提高生活质量，为老年人提供满意的医疗保健服务。

基于上述的老年保健任务，应实现老年医疗服务和养老服务的无缝衔接，社区卫生服务中心老年医疗服务机构和综合医院的老年病科，与社区进行合作，实现老年人在养老机构和医疗机构之间享受医疗、健康保健等服务，需要依赖完善的医疗保健服务体系，充分利用社会资源，做好老年保健工作。

（一）医院的保健服务

目前各三级综合医院、专科医院和老年护理院等都可提供老年病急性期的医疗服务。医院内医护人员应掌握老年患者的临床特征，运用老年医学和护理知识配合医师有针对性地做好住院老年患者的治疗、护理和健康教育工作。

（二）养老服务机构的保健服务

介于医院和社区家庭之间的老年服务保健机构，有老年人疗养院、日间老年护理站、养（敬）老院、老年公寓等。这些老年服务机构的老年保健护理，可以增进老年人对所面临健康问题的了解和调节能力，指导老年人每日按时服药、康复训练，帮助老年人满足生活需要。

（三）社区卫生服务中心的保健服务

社区卫生服务中心是老年医疗保健和护理的重要工作场所，是方便老年人医疗服务的主要形式。可以降低社会的医疗负担，有利于满足老年人不脱离社区和家庭环境的心理需求，并能解决老年人基本的医疗、护理、健康保健、康复服务等需求。

六、策略与措施

由于文化背景和各国社会经济条件的差异，不同国家老年保健制度和体系也不尽相同。我国在现有的经济和法律基础上，建立符合我国国情的老年保健制度和体系是对老年保健事业的关键环节，这也关系到我国经济发展和社会稳定，这也需要引起全社会的关注。

（一）老年保健策略

总体战略部署：构建完善的多渠道、多层次、全方位的，即包括政府、社区、家庭和个人共同参与的老年保障体系，进一步形成老年人口寿命延长、生活质量提高、人际关系和谐、社会保障有力的老年服务保障网络。根据老年保健目标，针对老年人的特点和权益，可将我国的老年保健策略归纳为六个"有所"，即"老有所医""老有所养""老有所乐""老有所学""老有所为""老有所教"。

1. 老有所医——老年人的医疗保健 大多数老年人的健康状况随着年龄的增长而下降，健康问题和疾病逐渐增多。可以说"老有所医"关系到老年人的生活质量。要改善老年人口的医疗状况，就必须首先解决好医疗保障问题。通过深化医疗保健制度的改革，逐步实现社会化的医疗保险，运用立法的手段和国家、集体、个人合理分担的原则，将大多数的公民纳入这一体系当中，才能改变目前支付医疗费用的被动局面，真正实现"老有所医"。

2. 老有所养——老年人的生活保障 家庭养老仍然是我国老年人养老的主要方式，但是由于家庭养老功能的逐渐弱化，养老必然由家庭转向社会，特别是社会福利保健机构。建立完善的社区老年服务设施和机构，增加养老资金的投入，确保老年人的基本生活和服务保障，将成为老年人安度幸福晚年的重要方面。

3. 老有所乐——老年人的文化生活 老年人在离开劳动生产岗位之前，奉献了自己的一生，因此有权继续享受生活的乐趣。国家、集体和社区都有责任为老年人的"所乐"提供条件，积极引导老年人正确和科学地参与社会文化活动，提高身心健康水平和文化修养。"老有所乐"的内容十分广泛，如社区内可建立老年活动站，开展琴棋书画、阅读欣赏、体育文娱活动，饲养鱼虫花草、组织观光旅游、参与社会活动等。

4. 老有所学和老有所为——老年人的发展与挑战　老年人虽然在体力和精力上不如青年人和中年人，但其经验和广博的知识，是社会的宝贵财富。"老有所学"和"老有所为"是两个彼此相关的不同问题，随着社会的发展，老年人的健康水平逐步提高，这两个问题也就越加显得重要。

（1）老有所学　自 1983 年第一所老年大学创立以来，老年大学为老年人提供了一个再学习的机会，也为老年人的社会交往创造了有利的条件。老年学员通过一段时间的学习，精神面貌发生了很大改观，生活变得充实而活跃，身体健康状况也有明显改善，因此，受到老年人的欢迎。老年人可根据自己的兴趣爱好，选择学习内容，如医疗保健、少儿教育、绘画、烹调、缝纫等，这些知识又给"老有所为"创造了条件或有助于其潜能的发挥。

（2）老有所为　①直接参与社会发展：将自己的知识和经验直接用于社会活动中，如从事各种技术咨询服务、医疗保健服务、人才培养等；②间接参与社会发展：如献计献策、参与社会公益活动、编史或写回忆录、参加家务劳动、支持子女工作等。在人口老化日益加剧的今天，不少国家开始出现了劳动力缺乏的问题，老有所为将在一定程度上缓和这种矛盾；同时，老有所为也为老年人增加了个人收入，对提高老年人在社会和家庭中的地位及进一步改善自身生活质量起到了积极作用。

5. 老有所教——老年人的教育及精神生活　一般来说，老年群体是相对脆弱的群体，经济脆弱、身体脆弱、心理脆弱。由于经济上分配不公、情感上淡漠老年人、观念上歧视老年人等都可能造成老年人的心理不平衡，从而不利于代际关系的协调，不利于社会的发展，甚至会造成社会的不安定因素。科学的、良好的教育和精神文化生活是老年人生活质量和健康状况的前提和根本保证。

（二）老年保健措施

老年保健包括自我保健和由健康保健人员等提供的心理健康保健、营养保健、运动保健、睡眠保健等方面的内容与措施。

1. 自我保健　是指人们为保护自身健康所采取的一些综合性的保健措施。

2. 老年自我保健　是指罹患某些疾病的老年人，利用自己所掌握的医学知识、科学的养生保健方法和简单易行的治疗、护理和康复手段，依靠自己、家庭及社会资源进行自我观察、诊断、预防、治疗和护理等活动。通过不断地调适和恢复生理和心理的平衡，逐步养成良好的生活习惯，建立适合自身健康状况的保健方法，达到促进健康、预防疾病、提高生活质量、推迟衰老和延年益寿的目标。

自我保健活动应包括两部分：①个体不断获得自我保健知识，并形成机体内在的自我保健机制；②利用学习和掌握的保健知识，根据自己的健康保健需求自觉地、主动地进行自我保健活动，具体措施如下。

（1）自我观察　通过"看""听""嗅""摸"等方法观察身体的健康状况，及时发现异常或危险信号，做到疾病的早期发现和早期治疗。自我观察内容包括：观察与生命活动有关的重要生理指标；观察疼痛的部位和特征；观察身体结构和功能的变化等。通过自我观察，掌握自身的健康状况，及时寻求医疗保健服务。

（2）自我预防　建立健康的生活方式，养成良好的生活、饮食、卫生习惯，坚持适度运动，调整和保持最佳的心理状态是预防疾病的重要措施。

（3）自我治疗　指老年人对慢性疾病的自我治疗，如患有心肺疾病的老年人可在家使用氧疗，糖尿病患者自己皮下注射胰岛素，常见慢性疾病的自我服药等。

（4）自我护理　增强生活自理能力，运用护理知识进行自我照料、自我调节、自我参与及自我保护等护理活动。

第二节　我国老年保健的发展

中国老年学和老年医学研究开始于 20 世纪 50 年代中期。自 1977 年后，老年医学与老年生物学开始复苏。从 1980 年起，中国政府对老年工作十分关注，国家颁布和实施了一系列的法律法规和政策。1982 年，中国政府批准成立了中国老龄问题全国委员会，建立了老年学和老年医学的研究机构，老年心理学、老年社会学等应运而生，老年保健观念也开始改变。

1996 年 10 月颁布实施了《中华人民共和国老年人权益保障法》，对老年人的赡养与抚养、社会保障、参与社会发展及法律责任等作出了明确的法律规定。

2000 年 8 月，中国政府制定了《关于加强老龄工作的决定》，确定了 21 世纪初老龄工作和老龄事业发展的指导思想、基本原则、目标任务、切实保障老年人的合法权益、完善社会保障制度，逐步建立国家、社会、家庭和个人相结合的养老保障机制。

2013 年新修订的《中华人民共和国老年人权益保障法》由原 6 章 50 条扩展 9 章 85 条，增加了社会服务、社会优待和宜居环境等方面的内容，把应对人口老化上升为国家的一项长期战略任务，对老年人合法权益、社会优待、失智老年人监护制度、老人享受补贴等都作了明确的规定。

我国老年人口已开始进入快速增长和向高龄化发展的阶段，这必将给我国的经济和社会发展带来一定的影响，所以采取适当的保健模式对提高老年人的生活质量至关重要。为了加速发展我国的老年医疗保健事业，对全民保健采取更积极主要的对策，探索和发展具有中国特色的老年保健模式。

（一）老年医疗保健纳入三级预防保健网的工作任务之中

城市、农村的三级医疗预防保健网把老年医疗保健纳入工作任务之中；省、自治区、直辖市所属的二或三级医院对社区老年医疗保健工作进行技术指导；有条件的医院创建老年病科（房）、老年门诊和老年家庭病床。

（二）医疗单位与社会保健、福利机构结合

医务人员走出医院，到社会保健和福利机构中去指导，进行老年常见疾病、慢性疾病、多发疾病的研究和防治工作，开展老年人健康教育及健康体检。

（三）开展老年人家庭医疗护理

各级医院对行动不便的老年人提供上门服务，送医送药，开展老年人家庭医疗护理和社区康复工作。

（四）建立院外保健福利机构，开展服务项目

有些城市开办了老年日间医院等，为社会和家庭排忧解难。我国的老年社区和家庭医疗保健正在逐步发展，目前老年保健机构有敬老院、养老院、社会福利院、老年公寓、托老所（包括日托、全托和临时托三种形式）。

（五）积极开展老年人健康教育

根据老年人的不同特点，逐步在老年人群中广泛开展以老年自我保健、疾病防治知识为主的老年健康教育，使老年人群掌握基本的保健知识和方法，如各类型老年大学等。

（六）建立社区老年活动中心

为老年人提供活动娱乐场所，鼓励老年人参加各种形式的文化娱乐、体育健身等活动，以增强体质、减少疾病、延缓衰老。

（七）开展社区医疗

为方便老年人就诊和康复保健，以街道或居民小区为依托，在社区内开设老年门诊、家庭病床和老年康复保健站等，满足城市居民诸多方面需求的综合服务。

（八）加强老年医疗保健的科学研究

全国已建立不同模式的老年医学研究，开展了对老年常见疾病、慢性疾病及多发疾病的研究，以及多种养老护理模式的探索研究。

（九）加强对老年医学保健人才的培训

医学院校开设老年医学和老年护理等专业课程，培养专门从事老年医疗和护理工作的人才。

第三节　老年人的养老照顾

一、养老照顾的相关概念

1. 养老　是指老年人随着年龄的增长，生理功能逐渐衰弱，退出生产领域，日常生活能力下降，需要外界提供经济、生活和心理情感等方面的支持。经济支持包括养老金、医疗费和衣食住行等物质费用的支持；生活支持包括日常生活能力支持（ADL、IADL）和社会生活支持（AADL）；心理情感支持包括倾听、交谈、陪伴、关心、尊

敬等。

2. 照顾　又称照护，指全方位的照料和护理，这里指对高龄、患病等身心功能存在或潜在障碍的老年人提供的医疗、护理、康复、保健、心理、营养及生活服务等全面的照顾。广义的"照护"概念不仅指因生理疾病所需要的照顾，还包括心理和社会适应性等方面所需要的照护。目的在于增进或维持老年人身心功能，锻炼老年人自我照顾及独立的生活自理能力，保持老年人的正常生活状态。

3. 长期照护　是在持续的一段时间里，给活动能力丧失或缺失的老年人提供的一系列健康护理、个人照料和社会服务。老年人由于疾病和衰老，在相当长的时间内都伴随病残和不能自理，需要长期的医疗、护理和生活帮助。

二、养老照护模式

随着社会经济、人口的变化，养老照顾问题成为全世界普遍关注的社会问题。各国努力探索构建社会养老保障体系和养老照顾模式，制定社会保障制度和养老保险制度，解决养老问题。建立以居家养老为基础、社区养老为依托、机构养老为补充的社会化养老服务体系和老年保健模式，已成为共识。

（一）居家养老照护模式

居家养老照护模式是指老年人居住在家里，由专业人员、家人及社区志愿者上门为老年人提供服务和照护的一种新型社会化养老模式，不同于我国传统的家庭养老模式。

居家养老照护以社区服务为保障，把社区养老服务延伸到家庭，体现社会养老与家庭养老的双重优势，是老年人及其家属最愿意接受的养老照护方式，也是未来我国养老照护的主流。这种模式注重对老年人的心理和情感关怀，使老年人生活正常化，提高其生活质量。具有投资少、成本低、服务广、收益大、收费低、服务方式灵活等特点。

1. 主要服务内容　包括基本生活照料、医疗护理康复服务、精神慰藉、休闲娱乐设施支持等，以及陪伴老年人诉说等亲情服务。

2. 服务提供者　主要有居家养老服务机构的专职人员，还包括老年社区、老年公寓、托老所、老年服务中心的医疗保健、护理、家政服务的专、兼职人员和社会志愿者等。居家养老服务中心按约定安排相应服务人员到老年人家中，为老年人提供其所需的医疗、护理、康复、保健、烹调、清洁等服务。

3. 优点

（1）居家养老照顾模式符合多数老年人的传统观念，老年人居住在自己熟悉的家中，可享受到家庭的温暖与随心，精神愉悦，避免因环境变换而导致的适应障碍与安全风险，有利于身心健康。

（2）居家养老无需另外提供老年人居住房屋场地，比社会机构养老所需费用低，有利于解决中低收入家庭养老的后顾之忧。

（3）可以减轻机构养老服务的压力，解决养老机构数量不足的难题。

（4）有利于推动和谐社区的发展和建设，在社区内形成尊老、助老的优良风气，提高社会道德风尚。

（二）机构养老照护模式

机构养老照顾模式是指老年人居住在专业的养老机构中，由养老机构中的服务人员提供全方位、专业化服务的养老照顾。这是社会普遍认可的一种社会养老照顾模式，适合于高龄、多病、无人照料的老年人。

1. 养老照顾机构 包括福利院、养老院、敬老院、老年护理院、临终关怀医院等，具有专业化、社会化、市场化特征，为老年人提供高水准的生活照护服务。

养老机构除有医疗设施外，还设有活动空间和阅览室等，举办文化娱乐活动，丰富老年人的精神生活，提升老年人的生活质量。

2. 优点

（1）养老机构采用集中管理，使老年人得到全面的、专业化的生活照护和医疗护理服务；良好的生活环境、无障碍的居住条件和齐全的配套设施，能使老年人的生活更加便利和安全。

（2）各种社会集体活动和丰富的文化娱乐生活有助于解除老人的孤独感，提升生活品质。

（3）减轻家庭的负担，子女可以从繁杂的日常生活照料中解脱出来，减轻压力，从而有更多的精力投入到工作和学习中。

（4）可以充分发挥专业分工的优势，创造就业机会，缓解社会就业压力。

3. 缺点 ①家庭和社会经济负担加重；②养老机构管理体制和运营机制适应市场能力较差；③机构养老可能会淡化亲情、友情，易造成与子女、亲朋好友建亲情和友情的缺失、淡化。

（三）"医养结合"养老照护模式

"医养结合"养老照护模式是指将医疗资源与养老资源相结合，即集医疗、护理、康复、养生、养老于一体，实现社会资源利用的最大化，为老年人提供生活照料和医疗、康复、护理服务的新型养老照护模式。"医养结合"是在传统的生活护理服务、精神慰藉服务、老年文化服务的基础上更加注重医疗、康复保健服务，涵盖医疗、健康咨询、健康体检、疾病诊治、护理服务以及临终关怀服务等，是对传统养老服务的延伸和补充。

1. 主要功能 "医"不等同于医院，它主要包含三个功能：一是急性医疗，可以在养老项目中设置医疗室，设置急救设施，与医院合作开通急救通道，使老年人得到及时的救助和治疗。二是健康管理，也是"医养结合"服务模式的核心价值所在，针对老年慢性疾病进行健康管理。三是康复和护理，以养老机构为主体，对老年人进行康复锻炼指导和生活护理为主。与一般养老机构相比，"医养结合"服务对象重点面向患有慢性病、大病恢复期、残障、失能以及绝症晚期老年人提供养老和医疗服务。

2. 优点

（1）可以有效整合现有的医疗和养老资源，拓展养老机构的功能，为老年人提供健康教育、生活照护、医疗保健、康复护理、文化娱乐等服务，体现老有所养、老有所医、老有所乐。

（2）在传统的老年人基本生活需求保障、日常照顾的基础上能对老年人特别是"空巢"老年人和失能，半失能老年人开展医疗护理、康复训练，健康保健等服务。

（3）在老年人日常生活、医疗需求、慢病管理、康复锻炼、健康体检及临终关怀服务中实现一站式服务，可以提升老年人的生活品质和提高生命质量。

（四）其他养老照顾模式

1. 互助养老照顾模式　是指老年人与家庭外的其他人或同龄人，在自愿的基础上相互组合、相互扶持、相互照顾的一种模式。在欧洲，有很多老年人共同购买一幢别墅，分室而居，由相对年轻的老年人照顾高龄老年人。我国上海、北京、广州等大城市老年人也自发联合实行该养老模式。

2. 以房养老模式　是指老年人为养老将自己购买的房屋出租、出售、抵押，以获取一定数额养老金来维持自己的生活或养老服务的一种养老模式。

3. 旅游养老模式　旅游机构通过与各地的养老机构合作，为老年人提供衣、食、住、行、玩等一系列服务。

4. 候鸟式养老模式　是指老年人像候鸟一样随着季节和时令的变化而变换生活地点的养老方式，能享受到最好的气候条件和最优美的生活环境。

5. 异地养老模式　利用移入地和移出地不同的房价、生活费标准等差额，或利用环境、气候等条件的差，以移居并适应集中的方式养老。

6. 智慧养老模式　是利用新一代先进的信息技术手段（如互联网，云计算、可穿戴设备等），为老年人提供便捷、高效、灵活、个性化、高质量的生活照料、健康管理、精神慰藉、医疗护理、康复训练、安全监管与应急救助等服务。

智慧养老模式尤其强调社区的智能化服务功能在居家养老中的重要作用。老年人通过可穿戴设备将血糖、休温、血压、脉搏等相关数据传送到社区服务中心，医疗护理专业人员可随时监测老年人的身体变化情况，使老年人的健康、安全得到保障。先进的互联网设备，使老年人与儿女之间、朋友之间、社区服务中心、医院等沟通也更加便捷，可以减轻社会和家庭的照顾负担，提升老年人的幸福感和生活质量。

智慧养老是将信息技术、人工智能和互联网思维与居家养老服务机制相融合。依托社区智慧养老服务信息化平台的智慧化服务功能，实时远程监测，医疗保健团队对监测数据进行分析，并根据养老个性化需求，提供高质量的养老照顾服务。

智慧养老又可促进老龄化产业的发展，如智能产品的制造销售等，拓展了养老服务市场，促进了老龄化产业的发展。

老年护理

第四节　老年人的家庭护理

家庭护理是社区卫生服务的重要形式之一。开展老年人家庭护理，既能满足老年患者的护理需求，又能帮助其子女减轻护理老年人的压力，因此受到老年人及其子女的青睐，成为促进和保持社区老年人健康的有效途径。但我国的社区家庭护理还处于初级发展阶段，人们对家庭护理的认识比较模糊。因此，如何规范、系统、科学、有效地开展老年人家庭护理工作成为广大社区护理工作者目前需要探索和解决的问题。

在社会老龄化的进程中，家庭护理已成为国家卫生系统的重要组成部分。家庭护理（family nursing）是一种对个人和家庭提供连续性、综合性医疗保健的专科护理。家庭护理要求护士为个人和家庭提供优质、方便、经济的健康服务，以及防、治、保、康一体化的初级医疗保健服务。它不仅涉及多学科的医疗护理保健知识，还需要护士具备强烈的人文关怀能力、出色的管理意识和执着的敬业精神。

一、家庭护理的重要性

家庭护理是以家庭作为主要护理场所的护理。患者在熟悉的环境中接受医疗和护理，既有利于促进患者的康复，又可减轻家庭经济和人力负担，推行家庭护理，具有重要的意义。

（一）利国利民，为老年人提供方便

家庭护理的服务对象为老、弱、残、幼和行动不便或临终患者；无需住院治疗的慢性疾病患者；经住院治疗或急诊留观，病情稳定，但仍需继续治疗的患者；需要住院治疗，因种种困难不能住院而又符合家庭病床收治条件的患者等。我国是人口大国，医院的床位和养老机构等都不能满足实际的需要，实施家庭护理，由医务人员定期上门服务，送医送药，进行体格检查。可避免患者往返医院之不便，解决养老机构不足的问题。另外，很多老年病都是慢性疾病，也不需要住院，患者完全可以在家接受医疗和护理。

（二）符合传统观念，减轻经济负担

传统观念中，家庭有赡养和照顾老年人的责任和义务。在家庭护理过程中，患者在自己熟悉的生活环境中，家庭环境的气氛能使患者消除对医护人员的防备，能增加对医护人员的信任，能调动患者和家属配合治疗的积极性，可使医患关系十分融洽。同时，费用少，较自由，家庭成员对老年人的脾气爱好了解，容易照顾。另外，饮食可尽量照顾患者平时习惯，休息也不受他人干扰，也优于一般住院治疗。这样既减轻了家庭经济压力，又可以让患者更好、更快地恢复。

（三）护理内容全面，服务整个家庭

家庭护理的内容十分广泛，其护理对象重点在家庭。在实施护理时，家庭成员间

互相影响，充分调动家庭成员的主动性，利用家庭资源和有利条件，使家庭中的每个成员都具有健康的心理和良好的社会适应能力，获得最佳的健康状态。家庭成员的交流沟通增多，关爱体贴更多，家庭的气氛也更加和谐。

二、老年人的家庭环境

环境的定义可分为广义和狭义：从广义上讲，环境指影响机体生命和发展的全部外界条件总和，包括影响机体的内部因素；从狭义上讲，环境是围绕人群的空间以及直接、间接影响人类生活和发展的各种自然因素和社会因素的总和。环境分为内环境和外环境，内环境包括生理环境和心理环境，外环境主要指自然环境和社会环境。

（一）家庭生活环境

1. 家居设备 一般人认为家庭是最安全的地方，但是据统计，老年人发生意外最多的地方是家中走廊和卧室，其次是浴室和楼梯。在居家的环境中跌倒最容易受伤的部位有腰部、膝盖、头部等。因此，在老年人的家庭生活环境中一定要创造一个完善、安全的空间，故要在家居设备上下足工夫。

（1）卧室 在卧室没有家具遮挡的墙壁上安装扶手，以防止跌倒。对老年人的床的选择以舒适和方便为主，床高一般为 30～35cm。床头分别设置可调光的照明设备，不互相干扰。

（2）浴室 老年人对浴室的装饰要求以美观、安全、功能为主。对于浴缸的选择以良好的触觉、防滑、耐用性、容易清洗和价格低廉为原则。浴缸边的设计应有足够的宽度，以便高龄老年人坐着洗澡，或者在浴缸边缘放置牢固的椅子。在浴缸的周边和洗澡的地方应安装扶手，水龙头选择按压式的，以免在开水龙头时跌倒。浴室的照明应充分考虑老年人对亮度的要求，并且在浴缸的正上方安装加热器等，以增加浴室的温度。浴室的地板应选择表面进行过防滑处理的瓷砖或者浴室专用的木质地板。

（3）厕所 对老年人而言，厕所随着其年龄的增长，使用频率会逐年增加，厕所的选择要求以清洁卫生和实用为主。厕所的门一定要安装朝外开的房门，如果条件允许最好选择用折叠门，并且在门上设计一个小洞，以便在紧急情况时可以通过小窗打开厕所门。坐便器最好选择白色的，这样可以很容易地观察大便的颜色等。另外，在坐便器周围的墙上要加装扶手。

（4）楼梯 楼梯的安装和修建应遵循安全的原则。在楼梯扶手的对侧安装备用扶手。在楼梯的侧面安装防阴影照明灯，在楼梯踏板边安装地灯，楼梯踏板的高度以 15～18cm、踏板宽度以 26～32cm 为好，以方便老年人上下楼。

2. 温度和湿度 一般老年人房间室温标准为 22～24℃。室温过高会不利于机体散热，从而影响消化及呼吸功能，使人烦躁，影响体力恢复。室温过低则因冷的刺激，使人肌肉紧张、畏缩、缺乏活力，并易受凉。因此，房间内应有室温计，以便随时了解室内温度，并加以调节，保持相对恒定，避免过热或过冷。根据气温变化，可以相应调节室温。如夏季可用空调、风扇、室内置冰块及其他降温措施，冬季可用空调、取暖器。

一般老年人房间湿度为 50% ~ 60%。湿度过高会导致蒸发减少，抑制出汗，患者感到潮湿憋闷，对心、肾疾病患者尤为不利。湿度过低可使室内空气干燥，人体水分蒸发增加，可引起干渴、咽痛、鼻出血等症状。因此，房间内最好备有湿度计，根据湿度变化，进行评估及调整。

3. 通风　每日房间应定时通风换气。一般通风 30 分/次。在冬季，通风时要根据温差和风力适当掌握。开窗时，避免对流风直吹患者，防止受凉。

4. 音响　人们不需要、杂乱无章、闻而生厌及太大的声响，都称为噪声。WHO 规定的声音标准是 35 ~ 45 分贝。噪声超过 60 分贝时，比较吵闹；噪声超过 90 分贝时，会头晕、耳鸣、失眠等。

（二）家庭氛围

和谐的家庭氛围可以使老年人保持愉快的心情，有助于老年人促进健康、促进疾病的恢复。家庭其他成员要多关心体贴老年人，多倾听、多交谈，遇事多跟老年人沟通，尊重老年人的家庭地位。这样，当老年人遇到应激生活事件时，才能自我调节好情绪，正确对待，妥善处理，使晚年生活更加幸福。

三、老年人家庭护理的内容

在我国，家庭护理的开展深受群众欢迎。家庭护理的服务项目繁多，在我国现状下，家庭护理的服务以基础的、简易的护理操作为主，以满足老年人基本的医疗保健需要。老年家庭护理的开展既满足老年人居家养老的愿望和健康服务需求，又能缓解子女照料的压力，成为中国老年护理事业的必然选择。

（一）家庭护理的服务形式

家庭护理的服务形式根据护士实施服务的参与程度主要分为两种。

1. 指导监督性　护士对患者的照顾者进行相关的护理指导和培训，提高照顾者的照护能力，使其满足患者的护理需求，护士起指导和监督照顾者的作用，帮助照顾者解决在护理方面遇到的问题。这种方法经济实用，受到患者及其家属的普遍欢迎，但是一般只适用于病情较轻、护理难度较低的患者。

2. 上门实际操作　对于病情较复杂、护理难度较高的情况，通常需采取护士上门护理的办法，由家庭护理部门分配专业人员定时到患者家庭开展护理服务。根据护理服务的连续程度，又可分为家庭病床护理和临时出诊家庭护理两种形式。家庭病床护理就是社区护士根据诊疗护理计划定期上门为家庭病床的患者提供连续性、综合性的专业健康照护服务；临时出诊家庭护理是社区护士应家庭病床以外的患者的需求提供的临时而急需的护理服务。

（二）家庭护理的服务内容

老年人家庭护理的服务内容多样工作范围广泛。

1. 提供康复保健和家庭健康指导 在对患者照顾的前提下，培养患者的独立性，协助其提高生活自理能力；能针对患者及家属某些健康知识缺乏和护理技巧的掌握程度，给予指导；对需在家里恢复或适应病后生活的慢性病患者及老年人，提出适当的康复护理计划，包括出院后保健、预防等。

2. 提供基础护理技术 主要是提供可以在居家环境下实施的临床护理技术服务，如换药、导尿、测血压、输液、注射、压疮护理、鼻饲、造瘘口护理等。同时，教导患者及家属能运用此种基础护理技术进行相关的护理。

3. 提供卫生宣教、营养指导、心理护理、健康咨询服务 家庭护理服务具有综合性特点，不仅包括基本的护理技术支持，还涉及康复护理、健康指导、保健咨询等专业化的健康保健服务。但目前家庭护理实际开展的项目还比较局限，主要仍以提供护理技术支持为主，某些护理项目还没有充分体现，如残疾人护理、康复保健服务、心理护理与健康教育服务工作都较少，家庭护理综合保健服务的功能尚未完全拓展。

四、老年人家庭护理的注意事项

护理人员在对老年人实施家庭护理时，要注意以下几个方面。

1. 理解、尊重老年人 护理人员要主动关心老年人，热情回答老年人提出的问题，与之建立良好的护患关系。能善于倾听，多陪伴老年人，并鼓励老年人表达内心感受，给予充分理解。遇事主动与老年人商量，尊重其成就感和权威感。

2. 耐心、细心地对待老年人 在步入老年期后，各项生理功能都有所衰退，在理解、反应等方面也会减慢，允许老年人有充足的反应和思考的时间。护理人员要充分理解和接纳老年人，要耐心对待，认真细致地听取老年人的叙述，并给予支持和理解。通过语言和非语言方式如表情、眼神、手势等，表达理解和关爱。

3. 善于观察病情 与青壮年相比，老年人对很多刺激如疼痛等的阈值和反应都不同。老年人的自我感觉或表现与疾病的严重程度往往不成正比。结合老年人的情况，护理人员不仅要倾听患者的主诉，还要善于观察患者的症状和体征，及时发现问题，报告医生，尽早进行处理。

4. 减轻患者痛苦 老年人机体功能都有所减退，长年累月，积劳成疾，躯体可能有多部位病痛。医护人员应帮助患者选择减轻疼痛的最有效方法。结合疼痛的性质、部位、程度及持续时间，做到及时、准确给药。及时发现和协助处理不适症状，让老年人的晚年生活更加舒适。

5. 重视预防护理 护理人员要采取有效的预防措施，防治并重，减少老年人并发症的发生。加强营养，增加锻炼，宣传常见老年疾病的预防方法，为老年人提供安全舒适的生活环境，防止跌倒、损伤及骨折等意外的发生。

6. 做好心理护理 鼓励患者抒发自己的想法，耐心倾听老年人诉说内心感受，对患病的老年人充分理解其焦虑状态，帮助患者树立治愈的信心。鼓励家庭成员参与进来，共同做好老年人的心理支持。

第四章　老年人日常生活及常见健康问题护理

学习目标

1. **掌握**　老年人的日常生活护理；老年人常见健康问题的护理。
2. **熟悉**　日常生活护理的注意事项；老年人各系统的老化改变。
3. **了解**　与老年人的沟通技巧；老年人生活环境的设置及调整。

个体在老年阶段因机体老化而健康受损，并伴随着各种慢性疾病的患病率增高，对其日常生活产生了一定的影响。因此在生活护理方面，应注重帮助老年人维持和恢复基本的日常生活能力，充分发挥其自理能力，使其适应日常生活或在健康状态下减少依赖、方便的生活。

第一节　日常生活护理的注意事项

一、鼓励老年人充分发挥其自理能力

老年人由于老化或疾病导致无法独立完成日常生活活动时，往往需要他人提供部分协助或完全性护理。同时，应考虑到会有部分老年人在护理过程中，可能产生过度依赖的心理。因此，在制定护理计划前必须进行全面评估，同时兼顾其丧失的功能和残存的功能；心理护理方面，可通过其行为判断是否存在过度的依赖思想和心理问题如抑郁、孤独等。护理人员应鼓励老年人最大限度地发挥残存的功能，尽可能使其作为一个独立自主的个体参与家庭和社会生活，同时提供一些有针对性的精神心理支持。

二、老年人的安全问题及护理

（一）针对相关心理进行护理

老年人的安全问题之所以出现，常见于以下这两种心理，一是不了解自身身体情况，二是不愿麻烦他人。对此，护理人员应对其进行有效的健康指导，使老年人正确认识自身的健康状况和自理能力，提醒可能出现的危险因素，并且在熟悉老年人的生活习惯和规律的基础上，及时给予适当的指导和帮助，在护理过程中给予充分的尊重以减少其内心的无用感、孤独感。

（二）常见安全问题及护理

机体老化、疾病损伤以及生活环境中的危险因素，可导致老年人的健康甚至生命

受到威胁。老年人常见的安全问题有：跌倒、噎呛、坠床、服错药、交叉感染及用电安全等，护理人员应意识到其危险性并积极采取有效措施，保证老年人日常生活的安全。

1. 防坠床 经评估有坠床风险的老年人，在夜晚应有专人守护或定时巡视。睡眠中翻身幅度较大、频次较多或身材肥胖的老年人，在床旁应设置护挡；若发现老年人靠近床边缘入睡时，要及时护挡，必要时把老年人移向床中央，注意动作轻柔，以免惊醒后难以入睡；意识障碍者应加床栏。

2. 防止噎呛 经评估属高危噎呛或者有误吸风险的老年患者必须经过吞咽评估，由言语治疗师、医生给予进食医嘱，患者才能够开始经口摄食；避免选择有刺、干硬等容易引起噎呛的食物；减少辛辣、刺激食物的摄入；进食时应坐在椅子上尽量保持直立体位或前倾15°。护理人员应注意观察老年人的食量、食速及体位，进餐时不要与其交谈或催促进食，可适当干预其食量和速度，避免呛咳噎食发生。

3. 注意用药安全 指导老年人正确用药，减少用药差错是护士的一项重要任务。护理人员应详细评估老年人的用药史，建立包括现在和既往的完整用药记录。根据老年人的用药能力、服药习惯，给药方式尽可能简单；安排用药时间和用药间隔时，应考虑老年人的作息时间。对老年人所用的药物进行记录，并注意保存，密切观察和预防药物的不良反应、矛盾反应，一旦出现应及时停药、就诊，根据医嘱改服其他药物。

4. 防止交叉感染 老年人免疫功能低下，对疾病的抵抗力弱，应注意预防感染，特殊时期如流感暴发时，不宜过多走访串门，必要时可谢绝会客；感染性疾病患者之间尽量避免同处在狭小、空气不流通的场所，特别是出现了发热、咳嗽等感染症状的老年人。

5. 注意用电安全 评估老年人是否能正确掌握安全用电知识，强调不要在电热器旁放置易燃易爆物品如打火机、乙醇等；及时修检、淘汰陈旧的电器；经常维护供电线路和安装漏电保护装置；在不使用和离开时应关闭电源和熄灭火源，以消除安全隐患。对记忆力明显减退的老年人，应尽量选择带有明显温度标志、控温功能或断电保护功能的电器，保证用电安全。

三、尊重老年人的个性和隐私

（一）尊重老年人的个性

个性是指每个人所具有的个别的生活行为和社会习惯，以及与经历有关的自我意识。个体因为有着自己独特的生活经历和社会实践，形成特有的思维方式和价值观。尤其是老年人有丰富的社会经验，对社会作出了一定的贡献，为家庭操劳，若侵犯到其强烈的自我意识，往往会感觉其尊严也被损伤。所以，对老年人个性的关怀，体现在尊重其本性，关怀其人格和尊严。

（二）尊重老年人的隐私

为保证老年人的隐私和舒适的生活，部分生活行为需要一定的私密性，如排泄、沐浴、性生活等，所以应为其提供适当的独立和隐秘空间。老年人最好有其单独的房间，且与家人的卧室、厕所相距较小，以方便联系；室内窗帘设置最好为两层，薄厚纱层根据不同作用交替使用，既通风透光又可保证私密性。但由于考虑到老年人的身体状况、生活规律、经济情况等存在个体差异，目前无论在家庭还是老年养护机构，都不能完全满足以上条件，此时需要因地制宜地采取一些简便易操作的措施来保护老年人的隐私，如应用拉帘或屏风形成独立空间。

四、环境的设置及调整

（一）室内环境的设置

能让老年人舒适的同时有可保证其安全的室内环境应注意以下几个方面。

1. 室内温度　老年人的体温调节能力低，室温在 22～24℃ 较为适宜。

2. 室内湿度　室内适宜的湿度则为 50%～60%。

3. 室内采光　老年人普遍视力下降，因此应注意室内的采光和照明，暗适应力低下者，一定要保持适当的夜间照明，如可在走廊和厕所安装声控灯，或在卧室和客厅安装地灯等。

4. 室内通风　居室要定时开窗通风以保持室内空气新鲜，值得注意的是有些老年人因行动不便而在室内排便时，房间内会残留有异味。护理人员应耐心做好宣教和解释，并及时清理排泄物及被污染的衣物，保持室内环境整洁，打开门窗通风前先征得老年人同意。

5. 其他　老年人对色彩感觉的残留较强，故可选择不同的颜色标记在门把上，以帮助其识别不同的房间，也可在地板和墙壁上用各种颜色画线以辨认厨房、厕所等的方位

（二）室内环境的调整

1. 室内设备　老年人室内的陈设应尽量简洁，一般有床、柜、桌、椅即可，且应尽量使用转角处为光滑、弧形的家具，以免引起老年人碰伤。其中厨房、厕所和浴室是老年人经常使用而又容易发生意外的地方，因此要考虑其设计的安全程度，还要兼顾到不同老年人的需要。

老年人理想的床应同时考虑高度、宽度、床垫硬度等多种因素，其中最重要的是高度。较高的床便于照护人员对卧床患者进行各项操作；能离床活动的老年人，床的高度应便于上下床及活动，应使老年人膝关节与床成近直角，坐在床沿时两脚足底完全着地为宜，其高度一般为从床褥上面至地面为 52～57cm 为宜（具体高度应根据老年人的身高、习惯、腿部力量等因素综合考虑），这也是老年人的座椅适宜的高度。如使用可抬高上升的或能调节高度的床，则床上方应设有床头灯和呼叫铃，床的两边均应设有活动的床栏；为保持老年人上下床时身体的平稳，床边应设置扶手，其高度应能达到或略高于老年人站立时的手功能高度，一般为 72～80cm（具体高度应根据老年人

的身高、习惯、臀部力量等因素综合考虑）。

2. 厨房 厨房地面应注意防滑，水池与操作台的高度应适应老年人的身高，煤气开关应尽可能便于操作，用按钮即可点燃者较好。

3. 厕所 应靠近卧室设置，且两者之间的地面应避免台阶或其他障碍物，有条件时两侧墙壁可安装扶手以防跌倒。夜间留有照明以看清便器的位置。老年人腿部力量有所衰减，建议使用坐便器代替蹲厕，高度一般在 52～57cm 为宜（具体高度可根据老年人的身高、习惯、腿部力量等因素综合考虑）。同时坐便器两侧设置扶手便于老年人起、坐，其高于坐便器 15～20cm 为宜。考虑到老年人站起时血压容易出现波动而头晕、眼睛黑蒙导致失衡，可在便器前侧方安装竖直扶手；对于使用轮椅的老年人，厕所的样式改造要适合其个体需要。

4. 浴室 老年人的身体平衡感明显降低，浴室周围应设有扶手，地面铺以防滑砖、防滑垫，考虑到沐浴习惯如使用浴盆，浴室内应设有扶手或放置浴板，浴盆底部还应放置橡胶垫。不能站立的老年人可使用淋浴椅；使用轮椅的老年人，洗脸池上方的镜子位置应适当向下降以便于洗漱。沐浴时浴室温度应保持在 24～26℃，并设有排风扇以便将蒸汽排出保持空气流通。

五、沟通

（一）非语言沟通的技巧

1. 倾听 在沟通过程中，耐心的倾听也是重要的技巧，特别是有些健谈的老年人会因为有倾听者而更愿意交流。倾听过程中护理人员应保持脸部表情柔和，可适当给予回应，说话语调平缓且适度热情，说话时可倾身向前以表示对话题有兴趣，必要时可适当夸大面部表情以传达惊喜、欢乐、担心等情绪。

2. 眼神交流与身体姿势 脸部表情中眼神的信息传递作用亦不可忽略，保持眼神的交流，尤其对认知障碍的老年人是非常重要的，因其知觉缺损而难以了解所处的情境，因此可进行自然的眼神交流、提供简要的线索和保持亲切态度以吸引其注意力。

当言语无法准确交流时，可及时有效地运用身体姿势辅助表达。面对听力下降的老年人，在提高音调的同时，可加上缓和、夸张的肢体动作来辅助表达，增加沟通的有效性；对于使用轮椅代步的老年人，可坐或蹲在轮椅旁边，使双方眼睛在同一水平线，进行平等的交流与沟通，而不是俯身或利用轮椅支撑身体来进行沟通。同理，若老年人口头无法表达清楚时，可鼓励他们用身体语言来辅助表达，促进相互沟通。日常生活中能有效增强表达效果的身体姿势有：挥手打招呼或再见；手指出所需物品、位置；指认自己或他人；模仿和加大动作以表示日常功能活动，如洗手、洗脸、刷牙、梳头、喝水等。

3. 触摸 是对老年人表示关爱的方式之一，而老年人触摸他人或其他事物则可帮助其了解周围环境。使用该沟通方式的过程中，应掌握以下注意事项。

（1）尊重老年人的尊严与其社会文化背景 注意不同社会文化背景下的触摸礼仪

各有差异，在触摸前要得到其允许。

（2）渐进的开始触摸并观察其反应　例如从单手握老年人的手到双手合握；进行社交会谈时，由90~120cm逐渐拉近彼此距离；在触摸过程中观察老年人的面部表情和身体姿势，是退缩的向后靠或者是接受的前倾，都可作为有无进一步沟通意愿的判断。

（3）选择适宜的触摸位置　一般来说，最易被接受的部位是手，其他适宜部位有手臂、背部与肩膀。头部则一般不宜触摸。

（4）事先让老人知道触摸者的存在　部分老年人的视、听觉功能会渐进丧失，为避免被惊吓，应尽量选择从较灵敏的一边开始接触，尽量不要突然从背后或暗侧进行触摸。

（5）注意保护老年人脆薄的皮肤　在触摸前可选用乳液适当涂抹，过程中避免出现拉扯等动作。

（6）适当对老年人的触摸给予反应　沟通是相互的，护理人员不需要单方面的以老年人为触摸对象，也可调换角色去接受老年人适当的触摸，如抚摸我们的手臂、背部或脸颊来表示关心。

（二）语言沟通的技巧

1. 面对面的语言沟通　个性会对个体选择的沟通方式产生一定影响，如外向的老年人更常用口头沟通抒发感情和社交互动，而内向的老年人则更倾向于书信表达。随着年龄增长和社会活动逐渐减少，性格可能趋向于退缩和内向而影响其语言表达及社交能力，部分老年人可能会出现孤独和沮丧。此时应给予足够的社交与自我表达的机会，适当引导和正向鼓励，无论老年人是接受还是拒绝参与都予以充分尊重。尊重并接受老年人特有的沟通方式如喜欢发问、重复表达等，抱以耐心的态度、柔和的语气应答。除此之外，最好选择老年人熟悉的方言，增加沟通的顺畅性，并酌情使用一些有年代特色的用语以激发老年人的兴趣。

2. 电话访问或书面沟通　电话访问是目前最常用、简便的沟通方式，不仅能为居家老年人提供咨询、心理疏导还可以用于诊断、治疗。使老年人与外界保持沟通的方式之一是与护理人员建立习惯性的电话联系。当电话访问对象有听力障碍、失语症或定向力混乱时，需要护理人员的耐心并尝试其他沟通方法，如语速放慢、语句简短、尽可能咬字清楚以及酌情重复等。

对于识字、视觉功能较好的老年人，可增加书写方式进行沟通，定期发放疾病预防手册，提高老年人对健康教育的依从性。在与老年人进行书面沟通中要注意以下几点：①应选择较大的字体，且注意文字与背景的颜色对比鲜明；②关键的词句可加边框或符号以强调和重点说明；③用语尽量浅显易懂，减少专业术语的使用；④必要时可搭配简洁的图案或图片来解释。

六、皮肤清洁与衣着卫生

人体的皮肤处于常年的暴露和外界刺激下，会逐渐呈现老化的状态，特别是老年人的皮肤，伴随着生理功能和抵抗力降低，发生各种不适甚至损伤的概率会增加，失去最重要的一道防线。因此保持皮肤清洁和衣着卫生，做好皮肤护理，是老年人日常生活护理必不可少的内容。

（一）皮肤清洁

1. 老年人的皮肤特性 老年人因皮脂腺组织萎缩、功能减退，导致皮肤变得干燥、粗糙，尤其是面部皮肤可明显看到皱纹、松弛和变薄。因为老化，皮肤表面对触觉、痛觉、温觉等浅感觉功能减弱，对不良刺激的防御能力也降低，带来免疫系统的损害，从而抵抗力全面降低。

2. 老年人皮肤的一般护理 老年人在日常生活中应注意皮肤护理，特别是褶皱部位如腋下、肛门、外阴等。适当沐浴可清除污垢、保持清洁利于预防毛孔堵塞和各种皮肤疾病。可根据自身沐浴习惯和地域特点选择合适的地点和时间进行沐浴。但是切记空腹或饱餐后均不宜马上淋浴，以免影响食物的消化吸收出现低血糖、低血压等不适症状；建议浴室的温度控制在 20 ~ 26℃，水温则以 40℃ 左右为宜，适中的水温可促进皮肤的血液循环，而又可避免着凉或烫伤；沐浴时间以 10 ~ 15 分钟为宜，以免时间过长发生胸闷、晕厥等意外；沐浴用的毛巾应柔软、大小适中，使用时动作轻柔，以防损伤角质层。沐浴后可涂上护手、护脚霜以防止手足部皲裂。

老年人头发与头部皮肤的清洁卫生也很重要。老年人的头发多干枯稀疏、易脱落，注意头发或者其佩戴的假发的清洁和保养，可减少脱落、改善外观形象。可根据自身头皮性质选择合适的洗护用品，定期洗头。另外，如果要进行染发或佩戴假发，必须注意染发剂和假发材质的选择，尽量选择正规公司的产品，使用前务必进行皮肤过敏试验。

3. 老年人皮肤瘙痒及护理 老年人皮肤瘙痒有以下几种常见的原因。

（1）局部皮肤损伤 通常是由于老年人的皮脂腺及汗腺分泌功能减退而引起皮肤干燥、破溃，常见的加重诱因包括气候变化、毛衣摩擦、过频洗澡、洗澡水过热等。除此之外若患有皮疹、重力性皮炎、急性剥脱性皮炎、银屑病等疾病，多数会出现皮肤瘙痒症状。

（2）全身性疾病 慢性肾功能减退或衰竭的患者有 80% ~ 90% 伴有瘙痒；肝胆疾病引起胆汁淤积时，瘙痒可出现在黄疸前或伴黄疸同时出现。

（3）其他因素 如选用碱性沐浴露洗澡或碱性洗衣液洗涤衣物；穿着的贴身衣物是用化纤等刺激类材质制作；偏好辛辣、海鲜类食物，咖啡、浓茶、酒等饮品；心理问题如焦虑、抑郁等。

针对老年人皮肤瘙痒，可提供以下护理措施。①一般护理：洗澡次数不宜过多，达到清洁皮肤的效果即可；洗澡水不宜过热，以免烫伤或加重皮肤干燥；尽量不使用碱性肥皂和沐浴露；沐浴后适当使用润肤用品，特别是在干燥季节。②饮食护理：日常饮食宜清淡，改正不良饮食习惯，少吃辛辣刺激性食物，忌烟酒、浓茶及咖啡。③对症处理：就诊后经医生评估可使用低浓度类固醇霜剂涂擦患处，或应用抗组胺类药物及温和的镇静剂亦可减轻瘙痒症状。④心理护理：找出可能的心理原因加以疏导，或针对瘙痒而引起的心理异常进行开导。

（二）衣着卫生

1. 衣服材质的选择 老年人体温中枢调节功能减弱，气候变化对衣服的选择有一定影响，尤其在寒冷时节，随着年龄增长老年人对寒冷的抵抗力和适应力降低，此时要特别注意衣着的保暖功能，同时还要选用不影响老年人活动、质地轻薄的材质。另外，还要考虑衣着布料对皮肤有无刺激等方面的因素。有些衣料如毛织品、化纤织品，看起来轻松、柔软，但不适宜用来制作贴身衣物，因为它们对皮肤有一定的刺激性，长期摩擦皮肤可能引起瘙痒、红肿或疼痛等不适。皮肤容易过敏或患有支气管哮喘的老年人，选择衣物时尤其要注意是否含化纤织物，其中有些成分很可能成为过敏原，一旦接触皮肤，容易引起过敏性皮炎；同时这类材质带有静电，容易吸附空气中的灰尘、花粉和颗粒而引起支气管哮喘发作。因此，在选料时要慎重考虑，尤其是内衣，应以纯棉织品为好。

2. 衣服款式的选择 衣服的容易穿脱，能在日常生活里为老年人包括残障者带来便利，也建议尽量鼓励和指导其自主穿脱衣服，最大限度地保持和发挥其残存功能。因此服装的设计上着重考虑其便利性，如选择有指环的拉链以便于拉动，上衣以开襟设计为主；减少纽扣的使用频率，可使用弹力布或魔术贴代替纽扣的作用。此外，安全性也应在老年人衣服款式的选择范围内，要考虑穿上后是否便于进行日常活动。比如老年人的平衡感降低，裙子、裤子的长短要适中，以免穿过长的裙子或裤子绊倒，穿过短则容易着凉；衣服要合身，无须过紧更不必压迫胸部；同时衣服的款式和色彩要适合其个性、年龄以及社会活动需要。

3. 鞋子的选择 在鞋子的选择方面应注意：选择大小合适的鞋最为重要。如果鞋子太大，行走时鞋子拖沓会引起跌倒；如果过小又会对足部皮肤造成压迫和摩擦。其次，鞋底太薄、太硬、太平的鞋亦不推荐使用。老年人的小腿和脚部肌肉因老化而发生萎缩，如鞋底太薄、太硬，行走时容易产生疲惫感；同理，如鞋底太平，则无法为足弓提供足够的支撑。因此建议根据个人身高、日常活动等情况，选择鞋底有一定厚度、后跟略有高度的鞋，以减轻足底和足弓的压力。当然，无论在室内还是室外，老年人均应穿着防滑鞋，以免跌倒。

七、营养与饮食

（一）老年人的营养需求

1. 碳水化合物 供给机体的能量占总热量的55%～65%。一般来说，60岁以后热能的摄入应较年轻时减少20%，70岁以后减少30%，以免过剩的热量在体内积蓄，导致超重或者肥胖。

2. 蛋白质 蛋白质供给的能量在总热量中大约占15%。老年人体内代谢当中消耗的组织蛋白，可通过食物摄取丰富的蛋白质以补充；另外要注意的是过多的蛋白质容易加重消化系统的负担，应遵循优质少量的摄入原则，保证优质蛋白占摄取蛋白质总量的50%以上即可，如鸡蛋、鱼肉等。

3. 脂肪 脂肪在老年人体内会因消化功能下降而逐渐增加，日常饮食中应注意脂肪的摄入量。控制脂肪供给能量维持在总热量的20%~30%，同时减少饱和脂肪酸和高胆固醇食物的摄入，如猪油、牛油、蟹黄等；可选择植物油代替动物油或两者交替使用，如花生油、大豆油、橄榄油等。

4. 无机盐 老年人体内的钙会随着年龄增长而流失，骨质疏松的高发人群多为绝经后的女性。因此在中老年时期，应适当增加摄入富含钙质的食物和日光浴，促进钙的吸收。人体容易吸收的钙质食物有奶类及奶制品、豆类及豆制品，以及坚果如核桃、花生等。此外，口味偏咸的老年人，体内容易钠摄入过多，钾相对不足，钾的缺乏可使肌力下降而导致人体有倦怠感。

5. 维生素 维生素有着维持身体健康、调节肠道功能、延缓衰老的重要作用。特别是B族维生素能有效改善老年人的食欲，可在日常饮食中多选择蔬菜和水果等食物，以增加维生素的摄入。

6. 膳食纤维 属于一种多糖类物质，不易被体内消化酶所分解，在谷、薯、豆、蔬菜类等食物中常见。因为不易被人体消化吸收，所以有着改善肠道功能和较好的通便功能。除此之外还可以降低血糖和胆固醇、控制体重和减肥、预防结肠癌等恶性肿瘤。

7. 水分 水是构成人体必不可少的成分，老年人容易便秘的原因之一是水分摄入不足，加上结、直肠的肌肉萎缩，肠道中黏液分泌减少，导致大便干结难以排出。体内水分不足严重时可导致电解质失衡、脱水等。补水前应先评估心、肾功能是否耐受，一般来说，老年人每日饮水量以每日每千克体重30ml左右为宜。饮食中补水方式有多种选择如汤羹类食物，既能补充营养、利于消化，又可补充相应的水分。

（二）老年人的饮食原则

1. 平衡膳食 消化系统疾病、心血管系统疾病及各种运动系统疾病往往在老年人身上同时存在，很大程度上与营养失衡有关。因此，在膳食中要注意营养的补充与平衡，适当控制热量的摄入，每日保证有足够的优质蛋白，遵循低脂肪、低糖、低盐、高维生素的饮食原则，同时适量摄入含钙、铁食物。

2. 饮食 易于消化吸收老年人本身消化功能减弱，咀嚼能力受到牙齿松动、脱落的影响，因此食物性质应细、软、松，达到既给牙齿咀嚼锻炼的机会，又便于消化吸收的效果。

3. 食物温度适宜 老年人的消化道对食物的冷热较为敏感，饮食温度应宜温偏热。

两餐之间或入睡前可饮用温热水，帮助肠道适应的同时又能在夜晚解除疲惫、温暖身体而利于睡眠。

4. 良好的饮食习惯 根据老年人的生理特点和生活规律，较为推荐的饮食习惯是少吃多餐，每日的正餐控制在七八分饱，口味宜清淡，以素食为主进行膳食搭配。膳食种类不宜过多过快地变换，以便照顾个人喜好。多数老年人在两餐之间容易出现饥饿感，这是因为肝脏中储存肝糖原的能力较差，对低血糖的耐受能力弱，针对这一情况可考虑在两餐间增加点心，或尝试少量多餐，而且因为夜间的热能消耗较少，晚餐不宜过饱，以免消化时间过长影响睡眠。

（三）老年人的饮食护理

1. 食物的选择 咀嚼、消化吸收功能低下者，可选用松、软食物如菜泥、肉末，易于吞咽和消化；吞咽功能低下者，可选用松软或糊状的固体食物，避免憋呛；嗅觉、味觉等感觉功能低下者，可适当添加葱、姜、蒜等调料来刺激食欲。

2. 进餐护理 进餐时保持室内空气新鲜，尽量安排老年人与他人一起进餐，并鼓励自行进餐。不能进餐者可协助喂饭，但应尊重其饮食习惯；上肢障碍者可选择各种特殊的餐具协助进餐；视力障碍者，可利用食物的味道和香味增进食欲，进餐前向其说明餐桌上食物摆放的位置，注意保证用餐安全；吞咽能力低下者，可采取较安全的坐位或半坐位，偏瘫的老年人最好卧于健侧。

八、睡眠与活动

（一）老年人的睡眠及护理

1. 老年人的睡眠特点 老年人的睡眠时间会随着年龄的增长而减少，这是因为老年人比青壮年的新陈代谢速度慢，加上日常活动少，每天睡眠时间约6小时。此外，老年人的睡眠模式多表现为早睡、早醒或者夜间睡眠减少、白天瞌睡增多；同时，睡眠断断续续、夜间易醒。

2. 老年人的睡眠护理 影响老年人的睡眠质量甚至生活质量有以下因素，如疾病因素、心理因素、社会家庭因素、不良睡眠习惯和环境因素等。日常生活中可采用以下措施来改善老年人的睡眠质量。

（1）对老年人进行全面的睡眠评估。

（2）提供光线较暗、温湿度适宜的睡眠环境。

（3）指导老年人规律睡眠、早睡早起，养成良好的睡眠习惯。白天睡眠时间控制在1小时左右，减少卧床时间，以免影响夜间睡眠质量。有特殊睡眠习惯的老年人，不建议立即纠正，可多解释并进行诱导，循序渐进地修正。

（4）睡前不应饱餐和饮用咖啡、酒或大量水分，以免夜起如厕而干扰睡眠。

（5）宣传规律锻炼对促进睡眠的益处，力所能及的日常活动尽量鼓励其完成。

（6）必要时，遵医嘱使用镇静剂或安眠药帮助睡眠，注意观察不良反应和副作用，如抑制机体功能、降低血压、影响肠胃蠕动等。

（二）影响老年人活动的因素及注意事项

1. 影响老年人活动的因素

（1）心血管系统　当老年人做最大限度的活动时，因老年人的心室壁弹性较差和血管扩张能力下降，导致最高心率比青壮年低，同时心输出量减少。

（2）肌肉骨骼系统　普遍老年人活动量减少的主要原因是机体老化造成肌细胞减少、肌张力下降。

（3）神经系统　老化多数伴随着脑组织血流减少、大脑萎缩、运动纤维丧失，影响老年人的活动协调性。

（4）其他因素　慢性病及所服用药物的作用或副作用，会对老年人活动的耐受力和情绪产生一定影响，此外，现代生活的便利技术出现也会减少老年人户外活动的机会。

2. 老年人活动的注意事项

（1）正确选择　老年人应根据自己的年龄、身心状况选择适当的运动项目如步行、慢跑、太极拳等；锻炼计划的制定应考虑老年人的兴趣爱好和耐受程度，围绕他们想达到的锻炼目标去进行，增加配合程度。

（2）循序渐进　运动前要做好充分的准备运动，给机体一个逐步适应的过程。可先开展相对容易、操作简单的活动，再根据个人耐受程度逐渐增加运动的时间、强度和频次。每增加新的活动项目前，都应该评估老年人对于此项活动的接受程度。

（3）持之以恒　锻炼有增强体质、防治疾病的效果，前提是要有一个逐步积累的过程。

（4）运动时间　老年人运动的时间可控制在每周 2～4 次，每次半小时左右较适宜。可选择在两餐之间运动，饱餐后和睡前不宜运动。

（5）运动场所与气候　建议选择空气流通、地面平坦的户外场所，如公园、庭院、湖滨等。外出前关注气候变化，夏季户外运动要注意补充水分，预防中暑，冬季则要防跌倒和感冒，雾霾天气则可选择室内活动。

（6）其他　年老体弱、患有多种慢性病或平时有气喘、心慌、胸闷或全身不适者，经医生评估后方可适当运动，以免加重病情或发生意外；运动过程中若突发急性疾病，出现心绞痛或呼吸困难等症状立即停止运动，并及时就医。

第二节　老年人常见的健康问题及护理

一、机体系统的老化改变

（一）呼吸系统

1. 鼻、咽、喉　空气通过鼻腔进入肺部而不产生刺激，是因为鼻黏膜有加温、加湿和防御的作用。然而老年人因腺体萎缩、鼻道变宽，使得这一作用减弱。还伴有鼻黏膜变薄，嗅觉功能减退；血管脆性增加，容易发生鼻出血。

老年人发生呼吸道感染的原因之一是由于咽黏膜和淋巴组织萎缩，免疫功能下降。又由于咽喉黏膜、肌肉发生退行性变，防御反射不灵敏，导致吞咽功能失调如呛咳、误吸甚至窒息。喉部肌肉、组织和声带弹性变差，故普遍老年人的发音欠缺洪亮。

2. 气管和支气管 老年人的气管弹性降低、软骨钙化。气管和支气管黏膜上皮萎缩、杯状细胞数量增多，当发生呼吸道感染时，因黏液－纤毛转运功能和有效咳嗽反射功能减弱，容易导致分泌物黏稠、潴留。此外，呼气性呼吸困难产生的原因在于小气道管腔变窄，气流阻力增加。

3. 肺 老年人的肺部整体呈现出的状态是肺活量低，残气量多，肺泡与血液、气体交换不足。这与肺泡萎缩、弹性变差、肺动脉壁纤维化和肺毛细血管黏膜表面积减少等因素有关。

4. 胸廓及呼吸肌 老年人由于钙流失导致骨质疏松、椎体下凹、脊柱后凸和胸骨前倾，引起胸腔前后径增大，造成桶状胸。肋间肌和膈肌弹性降低，影响胸廓运动使胸廓顺应性变差导致呼吸费力，影响肺通气和呼吸容量，因此老年人易感到胸闷、气短、痰液黏稠不易咳出。

（二）循环系统

1. 心脏 心脏外间质纤维、结缔组织与年龄的增长成正比，限制心脏的收缩与舒张；由于纤维化增厚，心脏瓣膜易出现狭窄及关闭不全的问题，对血流动力学产生影响，引发心功能不全；心脏传导系统发生退行性改变，如窦房结内的起搏细胞数目减少，老年人休息时心率较青壮年慢。

2. 心功能 心肌纤维涂片可见脂褐质和心包膜下脂肪沉积；且心肌间结缔组织增加，室壁肌肉、主动脉和周围血管老化使心脏顺应性变差导致心肌收缩力减弱，心脏泵血功能降低。由于心脏的神经调节功能减弱，心脏节律细胞数目减小，心律失常的发病率增高。

3. 血管 老年人血管因弹性蛋白减少、胶原蛋白增加而失去原有的弹性，加之血管内膜有钙沉积导致血管腔缩窄，特别是冠状动脉血管和脑血管，其收缩压增加造成冠心病、脑血管意外等疾病发生率增高。此外末梢血管阻力增加，易引起组织灌流量减少；静脉回流不佳使静脉曲张发生的概率增加。

（三）消化系统

1. 唾液腺 老年人唾液腺退化，腺细胞萎缩，分泌功能下降，口腔黏膜易于角质化，某些情况下唾液分泌会更加减少如疾病或服用的药物，出现口干、说话不畅及吞咽困难等症状，从而影响口腔的自净和防御功能，增加感染和损伤的机会。另外，唾液中的淀粉酶减少，使老年人对淀粉食物的消化能力下降。

2. 牙齿 老年人牙釉质和牙本质消磨增多，牙龈萎缩、牙本质神经末梢暴露，使得老年人在摄入冷、热、酸、甜等食物时会因刺激而产生疼痛。牙槽骨萎缩导致牙列变松、牙缝变宽，进餐后多有食物残渣残留，可引发龋齿和牙龈炎；同时牙齿松动、脱落，咀嚼次数变少从而影响食物的消化与吸收。

3. 食管　老年人食管黏膜逐渐萎缩是导致吞咽功能低下的原因之一。食管扩张和食管下段括约肌松弛，易出现食管排空延迟、胃反流、误吸，甚至是反流性食管炎或食管癌。由于食管平滑肌的萎缩，食管裂孔疝发生的概率随之增加。

4. 胃　老年人胃黏膜变薄，胃壁细胞数目减少，使胃酸对细菌的杀灭作用减弱，同时胃腔扩大，易出现胃下垂；协助机体对蛋白质、维生素、铁、钙等吸收的胃内物质，如胃蛋白酶、脂肪酶等分泌减少，可造成营养不良和缺铁性贫血。因活动减少影响胃蠕动，使胃排空时间延长，不但容易发生消化不良、便秘，而且其中的代谢产物和毒素也不能及时排出，甚至引发胃溃疡、慢性胃炎、胃癌等。

5. 肝、胆　肝脏实质细胞由于减少而影响其储存与合成蛋白质的能力，可造成白蛋白降低、球蛋白增高等；肝内结缔组织增生，是肝纤维化形成的重要因素；肝功能衰退，影响药物在肝脏内的代谢速度，产生药物不良反应。胆囊排空延迟，胆汁成分改变，使胆固醇增高、胆结石多发。

6. 胰腺　老年人的胰腺重量会随年龄增长而逐渐减轻，胰腺分泌消化酶也随之减少，影响脂肪的吸收，易发生消化不良综合征。值得注意的是老年性糖尿病的发生，是由于胰腺分泌胰岛素的生物活性下降，导致葡萄糖耐量降低。

7. 肠　造成老年人营养不良的原因从小肠吸收功能方面分析可知，是由于小肠黏膜和肌层萎缩、肠上皮细胞数目减少而吸收减弱。结肠黏膜萎缩，结肠壁的肌肉或结缔组织变薄，使肠内容物通过时间延长，水分重吸收增加，引发便秘或加重。骨盆底肌肉萎缩，提肛肌肌力降低，易发生直肠脱垂。

(四) 泌尿系统

1. 肾脏　老年人肾脏重量减轻、肾脏功能迅速下降主要体现在肾皮质和肾小球数量的减少、肾小球硬化，到 70 ~ 90 岁时只有成年人 1/3 ~ 1/2；肾脏的肾小球滤过率、内生肌酐和尿酸的清除率、对代谢产物浓缩与稀释功能均下降，易出现水钠潴留、药物蓄积中毒甚至肾衰竭。

2. 输尿管　老年人输尿管平滑肌变薄、弹性下降，神经细胞支配肌肉活动的功能减弱，输尿管输送尿液至膀胱速度减慢，且容易反流，增加了肾盂肾炎的发病率。

3. 膀胱　膀胱肌肉萎缩、括约肌收缩无力，肌层变薄、纤维组织增生，使膀胱容量减少至青壮年的一半左右；同时肌肉收缩无力，使膀胱既不能充盈，也无法排尽，因此可出现尿外溢、尿不尽、尿频、夜尿增多等症状。女性膀胱下垂、男性前列腺增生、水分摄入不足、尿液呈碱性等，导致形成结石、泌尿道感染甚至诱发膀胱癌等疾病的风险增加。此外，老年女性还可因盆底肌肉松弛，而引起压力性尿失禁。

4. 尿道　尿道肌肉萎缩、括约肌松弛、尿道黏膜出现褶皱等致尿道狭窄，易发生排尿无力或排尿困难。老年女性的尿道抗菌能力弱，易出现泌尿系统感染，腺体分泌黏液减少是重要因素；老年男性因前列腺增生，容易发生排尿不畅，甚至排尿困难。

（五）内分泌系统

1. 下丘脑　下丘脑的重量减轻、血液供给减少、细胞形态发生改变，其老化可引起中枢调控失常，是导致老年人各器官和功能衰退的开始。

2. 垂体　垂体体积在 50 岁以前无明显变化，在 50 岁以后会逐渐缩小，重量减轻。垂体功能受到体积的变化而改变，间接对老年人的代谢、应激和衰老等产生影响。骨质疏松、肌肉萎缩、脂肪增多等是与垂体分泌的生长激素减少有关；肾小球的重吸收功能减弱、细胞内外水分重新分配都归因于抗利尿激素的减少，导致出现尿量增多，特别在夜间。

3. 性腺　男性在 50 岁后雄激素水平会逐渐下降，血清总睾酮和游离睾酮等的缺乏，使机体的骨密度、肌肉组织等减少；老年女性卵巢纤维组织增多，雌激素和孕激素分泌减少，易引发性功能和生殖功能衰退，出现更年期综合征和骨质疏松等症状；老年性阴道炎的发生则与子宫和阴道萎缩、抗菌能力下降有关。

4. 甲状腺　老年人甲状腺的滤泡减少、滤泡间纤维增生，其重量可减轻至成年人的一半左右。三碘甲状腺原氨酸会随年龄增高而降低，导致老年人基础代谢率下降，造成营养吸收和代谢障碍等，即使甲状腺素的分泌无明显变化。因此，老年人常呈现思维反应慢、毛发脱落、怕冷、抑郁等状态。

5. 肾上腺　老年人肾上腺皮质纤维化，皮质细胞数目减少且有脂褐质沉积，肾上腺皮质储备功能减退。皮质球带状萎缩、肾素活性、醛固酮生成与排泄减少，导致老年人体内不能很好地协调水和电解质的平衡。肾上腺激素分泌减少、下丘脑－垂体－肾上腺系统功能减退，导致老年人对外界环境的适应能力和对应激的反应能力均明显下降。

6. 胰岛　老年人胰岛重量随年龄增加而减轻，释放胰岛素延迟，B 细胞减少，影响糖代谢能力；细胞膜上胰岛素受体不足，使机体对胰岛素的敏感性下降，是老年人葡萄糖耐量降低、糖尿病发病率增高的原因之一，尤其在危重病症或应激状态下。此外，胰高血糖素分泌异常增加，导致老年人患 2 型糖尿病的风险增高。

（六）运动系统

1. 骨骼　老年人骨骼中的骨胶原和骨黏蛋白含量减少，骨质萎缩、骨量减少易出现骨质疏松、骨骼变形如脊柱弯曲、身高降低甚至骨折等。又因机体的骨细胞老化，骨的修复与再生能力下降，多有骨折后不易愈合或恢复时间长。

2. 关节　老年人关节由于其关节软骨、关节囊、椎间盘及韧带等老化而发生退化。肩关节的后伸、外旋，肘、膝关节的伸展，前臂的后旋及脊柱的整体运动等关节活动的范围明显缩小。

3. 肌肉　老年人的肌肉总量在体重中占比因为老化而逐渐减少，由于肌纤维萎缩、弹性变差，肌肉容易出现疲劳、腰酸腿痛等。加之日常活动量变少、卧床多或依靠轮椅活动，使肌肉进一步萎缩退化，最终可导致老年人动作迟缓、笨拙、步态不稳等。

（七）神经系统

1. 脑与神经元 老年人脑的体积逐渐缩小，神经元变性、脑脂质减少，影响运动和感觉神经纤维传导和受体结合的速度，易出现步态不稳、转身时不稳容易跌倒。脑动脉血管粥样硬化和脑血屏障退化、情绪激动或应激状态下可出现脑血管破裂、脑梗死等。老年人脑内的脑内可见神经纤维缠结、类淀粉物沉积、马氏小体、脂褐质沉积等改变，属于脑老化的重要标志，使患脑萎缩、记忆力减退、震颤麻痹等疾病的风险增加。

2. 周围神经系统 神经内膜增生、变性，神经束内结缔组织增生，降低神经传导速度，反应迟钝，信息处理功能减弱，易出现注意力不集中、性格改变、运动障碍和应激能力下降等。

3. 脑血管 脑血管发生动脉粥样硬化风险大，脑血液循环阻力加大，脑组织供血不足，不利于脑代谢，老年人常出现记忆力减退、思维判断能力降低、认知功能障碍等，正常老化一般不会给日常生活造成严重影响。

（八）感觉器官

1. 皮肤 脂肪减少、细胞内水分减少，使皮肤松弛、弹性差而出现皱纹是皮肤最早呈现出的状态。皮脂腺分泌减少或皮脂成分改变，使皮肤表面容易干燥、粗糙并伴有少许脱屑，并且影响排泄和体温调节功能。卧床老年人易出现压疮的重要因素是其皮肤变薄，防御能力下降，易受机械、物理、化学等刺激而破损。皮肤表明可见老年性色素斑，约70%的老年人在80岁后有明显的老年斑。皮肤神经末梢的密度和触觉小体减少，常出现对冷、热、痛、触觉等反应迟钝的现象。

2. 视觉 老年人眼部肌肉弹性下降，眼眶周围脂肪减少，上眼睑皮肤松弛下垂，下眼睑出现眼袋。在40岁后晶状体弹性下降，其调节功能和聚焦功能逐渐减弱，近距离视物模糊出现老视，同时非水溶性蛋白增多而晶状体浑浊，导致患老年性白内障的风险增加。

3. 听觉 老化对内耳与耳蜗功能产生显著的影响，50岁后的听力特点为高频听力下降、言语识别率降低等。皮肤弹性变差、耳蜗软骨生长变大；听神经衰退、听力敏感度下降引发老年性耳聋。

4. 味觉 随着年龄的增长，舌味蕾数目可比成人阶段减少2/3，舌表面逐渐光滑、味阈升高、味觉功能减退，对酸、甜、苦、辣等刺激性味道的敏感性缺乏。

5. 嗅觉 老年人嗅神经数量和鼻腔气味感受器减少、萎缩、变性，使嗅觉灵敏性降低，对食物气味不容易敏感可导致食欲下降，食物摄入过少，影响机体的营养摄取。

6. 触觉 触觉小体数量在40岁后逐渐减小，60岁以后触觉敏感性进一步降低。由于神经传导速度下降，老年人对温度、压力、疼痛等的感受减弱，亦使精细动作的执行出现障碍如系纽扣、剪指甲、按键盘等。同时因为分辨感觉下降，容易处于危险环境却不自知，如煤气泄漏、电热器过热等。

二、跌倒

跌倒是一种不能自我控制的意外事件，指个体突发的、不自主的、非故意的体位改变，脚底以外的部位停留在地上、地板上或者更低的地方。跌倒是我国人群伤害死亡的第四位原因，也是老年人伤残和死亡的重要原因之一，尤其是65岁以上的老年人。在我国，65岁以上老年居民中有21%～23%的男性，43%～44%的女性曾有跌倒经历。跌倒可导致骨折、软组织损伤及脑部损伤等，不利于老年人的身心健康，甚至影响生活质量。大多数情况下可通过老年人自身和照护者的积极评估、干预、防范意识培养，以预防跌倒事件的发生。

（一）护理评估

1. 健康史

（1）一般资料　收集跌倒者的年龄、性别、职业及文化背景等基本信息。

（2）跌倒原因

1）生理因素　①中枢神经系统：老年人肌力、感觉、反应速度和时间、平衡能力、步态及协同运动能力降低。②感觉系统：老年人的视力、视敏感度及空间感知能力下降；老年性传导性听力受损、老年性耳聋影响听力；老年人触觉下降，前庭功能和本体感觉退行性改变，降低平衡能力。③步态：步态缺乏稳定性、步幅变短、行走断断续续、脚没有抬到足够的高度等。④骨骼肌肉系统：老年人骨骼、关节、韧带及肌肉的结构、功能受损或老化。

2）病理因素　①神经系统疾病：脑血管疾病、小脑疾病、外周神经系统变性病等。②心血管疾病：直立性低血压、脑梗死、冠心病、小血管缺血性病变等。③影响视力的眼部疾病有青光眼、白内障、干眼症、黄斑变性。④其他：晕厥、眩晕、惊厥、足部或脚趾损伤或畸形等使神经反射速度减慢和步态不稳；老年人泌尿系统疾病或其他伴随尿频、尿急、尿失禁等症状的疾病，容易使老年人如厕频率增加或发生虚脱、排尿性晕厥等。

3）药物因素　①精神类药物如安眠药、抗惊厥药、镇静药、抗焦虑药等。②心血管药物如降压药物、利尿药、血管扩张药等。

4）心理因素　害怕跌倒的恐惧心理以及本身的沮丧、抑郁、焦虑等情绪使活动能力降低、活动受限，影响步态稳定性和平衡能力。

5）环境因素　①室内环境因素：如灯光昏暗，潮湿、凹凸不平或有障碍物的地面，家具高度和摆放位置不适宜，楼梯台阶过高或密集，卫生间、走廊的扶栏、把手不足等。②室外环境因素：台阶和人行道年久失修、雾霾雨雪天气、人群密集等。

6）社会因素　老年人的受教育程度和收入水平、社会服务和卫生保健水平、室内外环境的安全设施是否完善，以及老年人是否独居、与社会交往和联系密切程度等。

（3）既往史　了解老年人是否有过跌倒的经历和最近一次跌倒的时间、地点等情况；有无担心跌倒的心理；既往疾病及其诊治、用药等是否与跌倒有关。

2. 跌倒的状况

（1）跌倒现场状况　主要包括现场其他人员看到的跌倒环境、跌倒性质、跌倒时着地部位、跌倒发生后能否独立站起、现场评估情况、跌倒预后和疾病可能的负担等。

（2）跌倒后的身体状况　立即检查是否发生与跌倒有关的受伤。老年人跌倒后很可能伴随软组织损伤、骨折等，需要老年人做全面细致的体格检查，尤其是着地部位和受伤部位。首先检查外伤及骨折的严重程度，同时进行头部、胸腹部、四肢、听觉、视觉等的全面检查，过程中注意观察生命体征、意识、面容等。

3. 辅助检查　需要根据需要做影像学及实验室检查，以辅助判断跌倒后的损伤情况潜在健康问题。

4. 心理－社会状况　关注有跌倒史的老年人之后有无产生恐惧心理，或产生后不容易消除而减少日常活动和外出，导致活动能力减退、活动范围缩小，不利于老年人增强肌力和正常的人际交往，甚至影响生活质量。

（二）常见护理诊断/问题

1. 有受伤的危险　与跌倒有关。

2. 急性疼痛　与跌倒后损伤有关。

3. 活动无耐力　与跌倒后损伤有关。

4. 恐惧　与害怕再次跌倒有关。

5. 知识缺乏　与预防跌倒相关知识缺乏有关。

（三）护理计划与实施

总体护理计划：做好跌倒后的正确处理和护理；通过积极治疗原发病或干预危险因素，预防跌倒的再发生。

1. 紧急处理

（1）检查确认伤情　①询问老年人跌倒情况、能否独立站起及回忆跌倒过程，若不能记起提示可能为晕厥或脑血管意外。②询问是否有剧烈头痛，查看有无口角歪斜、语言不利、手脚无力等，如出现以上症状提示可能为脑卒中，搬运过程中留意避免加重脑出血或脑缺血。③检查有无肢体疼痛、畸形、关节异常、感觉异常等骨折情形。

（2）正确搬运　如需搬运应保证平稳，尽量使其保持平卧姿势。

（3）有外伤、出血者　立即止血包扎并作进一步观察处理。

（4）跌倒后神志不清者　①有呕吐则将头偏向一侧，并清理口、鼻腔呕吐物，保持呼吸道通畅。②有抽搐者，移至平坦地面，必要时使用牙间垫等，注意保护抽搐肢体，防止碰、擦伤和肌肉、骨骼损伤。③若呼吸、心跳停止，应立即进行胸外心脏按压、口对口人工呼吸等急救措施。

2. 一般护理

（1）病情观察　观察生命体征、意识、瞳孔大小等，有无单侧无力、口齿不清等，警惕有无内出血、颅脑损伤以及休克征象。

（2）跌倒后的护理　大多数老年人跌倒后可能因不同程度的身体损伤而需要卧床休息，针对长期卧床的患者，护理人员应注意以下方面：①评估患者的日常生活活动能力，鼓励其做力所能及的日常活动，如吃饭、穿衣等，适当提供基础护理，满足日常生活需求。②注意压疮、坠积性肺炎、尿路感染等并发症的预防。③根据恢复情况制定功能锻炼、康复训练等计划，并给予一定的指导和帮助，既能预防失用性综合征，又能促进老年人早日回归家庭和社会生活。

3. 心理护理　帮助老年人分析跌倒并产生恐惧心理的原因，可以从自己的身体机能或者周围人的跌倒经历等方面去探讨，共同制定预防跌倒再次发生的针对性措施，以增强信心和减轻或消除恐惧心理。

4. 健康指导

（1）评估跌倒因素、制定针对性措施　可通过测试、问卷调查、病历资料或家庭访视等途径收集老年人跌倒的相关信息，进行评估、分析老年人跌倒的危险因素；可根据国际公认的伤害预防策略原则及老年人跌倒干预技术指南，制定预防跌倒的具体指导措施。

（2）环境设置　地面保持干燥、平坦，室内光线充足、通风良好；经常使用的物品存放在高度适宜的位置，避免登高取物；可在卧室、走廊、厕所设置地灯以防夜间跌倒。

（3）树立防跌倒意识　加强老年人及其家属或照护者防跌倒知识和技能的宣教，告知其在紧急情况下应如何寻求帮助；可模拟多种跌倒情景，培训跌倒后不同情况的紧急处理。

（4）合理运动　以增强肌力、耐力，协调性、平衡能力为目的，指导并协助老年人进行适宜的、规律的锻炼活动，如太极拳、八段锦、散步、慢跑等。

（5）饮食指导　保证膳食营养均衡的同时，适当增加维生素 D 和钙的摄取，预防骨质疏松增强骨骼强度，尤其是绝经老年女性。

（6）合理用药　老年人应在医生的指导下用药，不随意加药或减药，更不要自行同时服用多种药物，并且注意观察用药后的反应及药物的副作用。

（7）辅助工具的选择　指导老年人根据个人需求选择长度适宜、手接触面积较大的拐杖，在老年人触手可及的地方放置拐杖、助行器等经常使用的辅助工具；如有视觉、听觉及其他感知障碍的老年人应佩戴视力补偿设备、助听器等其他补偿设施。

（四）护理评价

老年人及家属或照顾者能识别跌倒的危险因素，并主动防护；跌倒发生后得到有效的处理和护理且日常生活需求得到满足；老年人对跌倒的恐惧心理好转或消除。

三、吞咽障碍

吞咽障碍又称吞咽功能低下、吞咽异常或者吞咽紊乱，是指食物或液体从口腔到胃运送过程发生障碍，常伴有咽部、胸骨后或食管部位的梗阻停滞感觉。吞咽活动分别由口腔准备期、口腔期、咽期、食管期四个时期组成，任何一个阶段受阻都会影响吞咽运动导致进食困难。吞咽障碍是导致老年人营养不良、脱水、吸入性肺炎甚至窒息的重要原因之一。研究发现，在老年养护机构中吞咽障碍的发生率为30%～50%，在需要长期照顾患者中的发生率高达60%～66%。

（一）护理评估

1. 健康史

（1）一般资料　收集患者的年龄、性别、职业及文化背景等基本信息。

（2）评估口腔功能　观察口部开合、口唇闭锁、口腔黏膜、舌运动、牙齿完整性和状态、唾液腺、发声、口腔知觉和味觉，以及口腔卫生保健情况等。

（3）吞咽障碍的相关因素

1）衰老　随年龄增加，老年人常见有牙病或牙齿残缺，影响咀嚼能力；又可能因疾病因素使咽喉部感觉迟钝、咳嗽反射和胃肠蠕动减弱，胃内容物易反流入呼吸道而出现吞咽功能失调。

2）疾病　①神经系统疾病：脑卒中、帕金森病、老年痴呆、癫痫等，损伤神经传导如急性感染性神经炎等。②梗阻性病变：咽、喉、食管腔内的感染或瘢痕性狭窄，以及口腔、舌、咽、喉、食管肿瘤、食管腔周围肿块等的压迫。③其他慢性疾病：如慢性呼衰、心衰、糖尿病等导致呼吸急促、消耗代谢增加、加速老化、吞咽期会厌闭合时间缩短等。

3）治疗手段　①药物治疗：中枢神经系统受镇静、安眠药物等精神药物的抑制，影响口腔吞咽协调；抗组胺药、抗胆碱药作用于唾液腺影响唾液分泌。②手术治疗：在口腔、咽、喉或食管处进行手术如气管切开、气管插管、甲状腺手术、食管部分切除术、喉全部切除术等，可导致喉反神经麻痹、喉内肌瘫痪、吞咽和咳嗽反射减弱。

（4）评估吞咽功能

1）评估对象　在进食或进饮前，所有老年患者应通过吞咽功能低下筛选，尤其是高龄、认知障碍或神经系统疾病患者、日常生活能力低下者、口腔干燥者和有口腔或牙齿受慢性病影响者等。

2）吞咽功能评估与试验

基本评估：评估神智意识、口腔卫生及分泌物控制能力，观察控制体位姿势的能力，能否保持坐位15分钟左右。

吞咽试验：患者能参与并以直立体位配合，先进行唾液吞咽试验，再选择饮水吞咽试验或标准床旁吞咽功能评估。

①反复唾液吞咽试验：患者取端坐位，检查者将手指放在患者的喉结及舌骨处，让其作快速反复吞咽动作，观察在30秒内患者的舌骨随吞咽动作的运动、吞咽的次数和喉上提的幅度，若30秒内吞咽次数少于3次则为吞咽功能异常。

②洼田饮水试验：患者取端坐位，喝下30ml温开水，观察所需时间及呛咳情况，

评价如下。1 级：5 秒内能一次顺利将水咽下；2 级：5 秒内分 2 次以上将水咽下而无呛咳；3 级：5 秒内 1 次咽下但有呛咳；4 级：5~10 秒内分 2 次以上咽下并有呛咳；5 级：10 秒内不能将水全部咽下并频繁呛咳。1 级为正常，2 级为可疑异常，3~5 级为异常。应注意事先不告诉患者，以免紧张影响试验结果；根据患者平时呛咳的情况决定喝水的方法并保证剂量准确，减少不适感。

③标准吞咽功能评估：首先对患者进行初步评估。无异常且能正常饮水，为初步评估正常。若初步评估正常，再进行第二步，饮一匙水（量约 5ml），重复 3 次；若在此步骤中，3 次吞咽中有 2 次正常或 3 次完全正常，则进行第三步：饮一杯水（量约 60ml）。总共分为 3 个步骤。根据患者饮水的情况，任何一个步骤不能完成则为阳性，完成试验者饮水时若有呛咳或饮水后声音发生变化视为吞咽障碍。

④其他评估方法：如内窥镜吞咽检查、上胃肠道钡餐检查和进食评估、吞咽饼干试验、吞糊试验等。

（5）进餐习惯评估　评估有无不良进食习惯如进食速度过快、边进食边说话、饮酒过量、偏好辛辣刺激性食物、精神状态差等。进食是否需要指导、协助或完全依赖。

（6）营养风险评估　①入院 48 小时内可采用简易营养筛查量表进行评估，并注意在恢复期间定期重新评估。②选用体质指数 BMI 和相关记录如食欲、食速、身体代谢、精神状态及食品消费等进行评估。③监测患者的生化指标如白蛋白、水电解质等。

2. 噎呛的临床表现

（1）早期表现　进食时突然不能发声，大量食物积存于口腔、咽喉前部，面色涨红并有呛咳反射；如果食物吸入气管，会有极度不适感，常不自主地手呈"V"状紧贴于颈前喉部，并用手指口腔出现呼吸困难的痛苦表情。

（2）中期表现　食物堵塞咽喉部或呛入气管，食物吐不出有胸闷、窒息感，两手乱抓，两眼发直。

（3）晚期表现　食物已误入气管，患者面色苍白、大汗淋漓、口唇发绀、意识模糊、烦躁不安，梗阻无法及时解除，可出现大小便失禁、抽搐、昏迷，甚至呼吸心跳停止。

3. 辅助检查　可采用电视荧光放射吞咽功能检查、吞咽造影、内镜、超声波等手段动态观察。

4. 心理－社会状况　噎呛一旦发生便危及生命，老年人及其家属若没有充分掌握相关知识，容易产生焦虑和恐惧的心理。重点评估其是否已出现焦虑和恐惧的心理问题。

（二）常见护理诊断/问题

1. 有窒息的危险　与摄食－吞咽功能减弱有关。

2. 吞咽障碍　与老化、进食过快、疾病原因等有关。

3. 有急性意识障碍的危险　与有窒息的危险有关。

4. 焦虑　与担心窒息而紧张有关。

5. 恐惧　与担心窒息而害怕有关。

（三）护理计划与实施

总体目标是老年人配合治疗及护理，吞咽障碍情况好转未发生相关并发症，及时处理噎呛情况，未发生窒息和急性意识障碍等危险，焦虑、恐惧情绪有所减轻。

1. 改变食物性状和使用补偿技术

（1）食物性状　选择适宜吞咽状况的不同质地食物，如软食、半流质、流质，为其提供多种食物。

（2）补偿技术　比如吞咽时指导和鼓励其嘴巴闭合吞下，身体姿势前倾等。

2. 吞咽困难的治疗

（1）生物反馈　生物反馈治疗前需评估患者的配合程度、吞咽功能障碍的性质、认知状态等。

（2）吞咽康复训练　包括恢复性训练、温度刺激训练、吞咽姿势调整、补偿技术等。

（3）营养补充

1）口服营养补充剂　根据营养筛查结果，由营养师给予口服营养补充处方。

2）静脉补充营养　经评估完全或部分不能经口进食者，适当补充营养、液体。

3）管饲　不能吞咽或对液体和食物有噎呛者，可使用鼻胃管，经皮内镜下胃造口术供给营养。

3. 进食护理

（1）进食前评估　经评估属高危噎呛或误吸风险的患者，遵医嘱在医生指导下开始经口摄食，护理人员注意与言语治疗师关于食物或液体种类、食物黏稠度等的选择进行沟通。

（2）进食准备

1）环境准备　提供舒适安静、光线柔和的用餐环境，可搭配适当音乐营造用餐氛围；进餐时避免进行治疗或其他活动，鼓励老年人到餐厅与他人共同进食以促进食欲。

2）个人准备　老年人用餐时应保持一定的专注度，不在精神疲惫、情绪低落时用餐；少食多餐、细嚼慢咽，进食量及速度适宜。

3）护理人员准备　选择合适的餐具，应用多种方法鼓励老年人自己进食，必要时给予指导和协助喂食。

（3）食物选择　依据老年人的饮食习惯和噎呛情况，提供丰富、营养、清淡易消化的食物，避免有刺、干硬、黏稠等容易引起噎呛的食物，如锅巴、糯米等；减少辛辣刺激食物和乙醇的摄入；食物温度不宜过冷或过热；食物外形尽量做到色、香、味俱全，以刺激食欲。

（4）体位管理　应坐在椅子上进食，保持上半身呈直立体位，可以用枕头、坐垫等协助体位的保持。卧床患者如不能坐起，进食期间应保持抬高床头60°，待用餐完毕后至少20分钟后才能放低床头。若上述两种体位保持方式均无法执行，可由护理人员协助经口进食。

（5）进餐观察 观察老年人的体位、食量、食速，不要与其交谈或催促进食，发生呛咳时应暂停进食；发现患者出现突然不能说话、剧烈呛咳、呼吸困难等症状，及时检查呼吸道情况，尽快排出堵塞的食物，保持呼吸道通畅。

（6）协助喂食的方法 针对自己进食困难的老年患者，照顾者和老年人在喂食时的视线应保持在同一水平面；调整每口喂食的量和食速；流质和固体食物应交替喂食。若对象为偏瘫患者，注意应从健侧进行喂食，待张口确认完全咽下，再送入下一次的食物。若发生呛咳，因暂停进餐，待呼吸平稳后再喂食物。

4. 健康指导

（1）现场应急

1）清醒状态下误吸异物致呼吸道堵塞，通常采用海姆里克腹部冲击法急救：①救护人员站在患者背后并帮助患者保持站立体位，双手臂经患者腋下环绕腰部；②一手握拳，将拳头的拇指一侧放在患者的胸廓下段与脐上的腹部位置；③用另一只手抓住拳头，肘部张开，用快速向上的冲击力挤压患者腹部；④反复重复第③步，直至异物吐出。

2）无意识状态下误吸异物，堵塞呼吸道的急救：救护人员予患者以平卧位，肩胛下方垫高，颈部伸直，摸清环状软骨下缘和环状软骨上缘的中间部位，稳准地刺入一个粗针头（12～18号）于气管内，暂时缓解缺氧状态，争取时间抢救，必要时配合医生行气管切开术。

（2）吞咽功能锻炼指导

1）头颈控制训练 头部从正中开始，分别向前后、左右各方向做旋转运动和提肩、沉肩运动等。

2）面部肌肉锻炼 包括皱眉、鼓腮、张口、微笑、缩唇等。

3）舌肌运动锻炼 指导患者面对矫正镜用舌尖尽量触及两侧唇角、弹舌、沿唇做环转运动。上述方法有利于延缓吞咽功能障碍的恶化，预防噎呛的再发生。

（四）护理评价

老年人积极配合治疗及护理，吞咽障碍情况得到缓解并未发生窒息、急性意识障碍和相关并发症；老年人、家属及照顾者掌握预防呼吸异物堵塞呼吸道的相关知识，以及误吸与噎呛的自救方法；焦虑和恐惧情绪在心理护理之下得到减轻。

四、疼痛

疼痛是指由感觉刺激而产生的一种生理、心理活动及情感上的不愉快经历，是临床上常见的症状之一。老年人的感觉灵敏度和主诉疼痛的能力降低，尤其是65岁以上的老年人，会因各种易诱发疼痛的疾病而导致不适感明显增加，如冠心病、高血压、关节炎、骨折、溃疡病、糖尿病等疾病。这不仅使老年人的活动功能与生活行为受限，影响生活质量，还增加了社会负担。因此，老年人的疼痛问题值得重视并应进行有效应对。

（一）护理评估

1. 健康史

（1）了解病史 询问疼痛的部位、性质、强度、开始时间、持续时间，影响增强或缓解疼痛的因素。疼痛对日常活动、食欲、睡眠和情绪的影响。有无进行检查或使用药物治疗等。

（2）疼痛的类型

1）根据起病缓急和持续时间分类 ①急性疼痛：有明确原因引起的急性发作，如骨折、创伤等，持续时间较短。常伴有自主神经系统症状，如出汗异常、窦性心动过速或过缓、胃肠功能障碍等。②慢性疼痛：起病较慢，一般超过三个月。多与慢性疾病有关，如糖尿病、脑卒中、冠心病等。一般无自主神经症状，但常伴有压抑、烦闷情绪。

2）根据发病机制分类 ①躯体疼痛：来自皮肤或骨筋膜或深部组织的疼痛，仅有脊神经而无内脏传入神经参与，定位较明确，特点为疼痛剧烈且持续。②内脏疼痛：来自脏器的机械性牵拉、痉挛、缺血和炎症等刺激所致，疼痛位置较深且定位不清，可伴牵涉痛。以腹腔脏器的炎症性疾病较为多见。③神经性疼痛：性质为放射样灼烧痛，局部常伴有感觉异常。

2. 疼痛评分

（1）视觉模拟评分法 采用一条长约10cm的游动标尺，一面共标有10个刻度，两端分别为"0"和"10"，"0"分表示无痛，"10"分表示剧烈疼痛。使用时将无刻度的一面朝向患者，让其将疼痛程度标记在直尺相应位置上，评估者根据标记的位置进行分数评估，临床评定以0~2分为优，3~5分为良，6~8分为可，大于8分为差。亦可用于评估疼痛的缓解情况，一端标上"疼痛无缓解"，而另一端标上"疼痛完全缓解"（图4-1）。

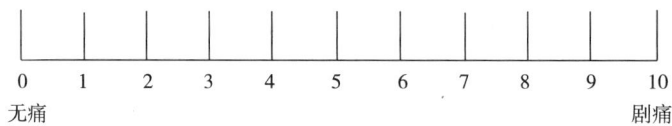

0　1　2　3　4　5　6　7　8　9　10
无痛　　　　　　　　　　　　　　　剧痛

图4-1　视觉模拟评分法

（2）言语描绘评分法 采用形容词来描述疼痛的强度。0=没有疼痛；1=轻度疼痛，可忍受，能正常生活睡眠；2=中度疼痛，对睡眠有一定影响，需服用止痛药；3=重度疼痛，影响睡眠，需用麻醉止痛剂；4=剧烈疼痛，严重影响睡眠，并有其他症状；5=疼痛不能忍受，无法入睡，并有其他症状（图4-2）。

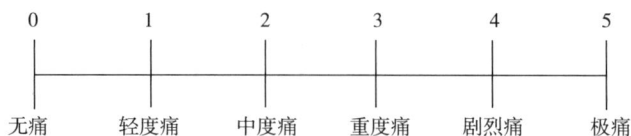

0　　1　　2　　3　　4　　5
无痛　轻度痛　中度痛　重度痛　剧烈痛　极痛

图4-2　言语模拟评分法

（3）Wong – Banker 面部表情量表　采用从微笑至难过至哭泣的 6 种面部表情表达疼痛程度。0 = 非常愉快，无疼痛；2 = 微痛；4 = 有些疼痛；6 = 疼痛明显；8 = 疼痛剧烈；10 = 疼痛难忍。此评分法易于掌握，适合任何年龄阶段，且不限文化背景或性别要求。尤其是急性疼痛患者、老年人、儿童以及表达能力障碍者（图 4 – 3）。

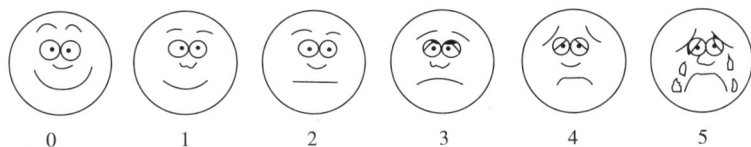

图 4 – 3　Wong – Banker 面部表情量

（4）疼痛日记评分法　是临床上常用的疼痛评定方法。将患者与疼痛有关的活动，每天由自己、家属或照护者以时间段进行记录。在疼痛日记表内记录某时间段内某种活动方式如坐位、行走、卧位，使用的药物名称、浓度、剂量和使用时间。疼痛程度用 0 ~ 10 的数字量级来表示，睡眠过程按无疼痛计分（0 分）。此方法的优点是内容真实可靠，便于比较各时间段患者的疼痛感受与生活方式、用药的关系等。记录过程中应注意疼痛不是一成不变的感受，患者疼痛情况的记录应该是在这一时段的平均疼痛程度、最重的疼痛程度和最轻的疼痛程度。

3. 辅助检查　根据疼痛原因及部位等选择辅助检查，如影像学、实验室检查、热辐射法和电刺激法等。

4. 心理 – 社会状况　老年人常因患有多种疾病而疼痛未能得到准确、充分的治疗，往往情绪变得压抑、焦虑、烦闷等，故要及时评估老年人的心理社会因素。

（二）常见护理诊断/问题

1. 急性疼痛/慢性疼痛　与组织损伤继发于骨骼肌疾病、心血管疾病、感染等有关。

2. 舒适度减弱　与疼痛有关。

3. 睡眠形态紊乱　与疼痛有关。

4. 焦虑　与疼痛引起的紧张，担心治疗愈后有关。

（三）护理计划与实施

总体目标是老年人的疼痛症状得到及时评估、治疗及护理并有所改善，能正确掌握处理疼痛的药物止痛和非药物止痛方法，并观察用药期间的反应和副作用。适当增加日常运动改善睡眠和生活质量，缓解焦虑、烦闷情绪。

1. 用药护理

（1）药物止痛

1）非甾体类抗炎药　常用于治疗骨关节炎、类风湿关节炎等疾病，具有抗炎、抗风湿、止痛、退热和抗凝血等作用。如对乙酰氨基酚、阿司匹林、布洛芬等药物。

2）阿片类止痛药物　与中枢特异性受体相互作用，主要用于缓解中到重度疼痛如急性疼痛和恶性肿瘤引起的疼痛。不良反应与个体差异、年龄因素、肝肾功能等多种因素有关，副作用有恶心、呕吐、便秘和呼吸抑制等，用药过程中注意观察和处理。

3）抗抑郁药物　主要用于治疗抑郁症和各种抑郁状态，此外还可用于各种慢性疼痛综合征起镇痛作用。常见的第一代抗抑郁药物有单胺氧化酶抑制剂和三环类抗抑郁药。

4）其他药物　非阿片类中枢性镇痛药如曲马多，其呼吸抑制作用弱、依赖性小、镇痛作用显著。用于各种中、重度急慢性疼痛，如癌症疼痛、骨折、各种术后疼痛和牙痛等。

5）外用药物　外用的止疼药物有扶他林乳膏、云南白药酊和复方酮洛芬凝胶等，适用于不能口服或已经应用大剂量阿片的患者。注意各种外用止痛药的使用方法。

（2）非药物止痛　此方法作为药物治疗的辅助措施，可减少使用止痛药物，达到改善患者健康状况的效果。如冷热疗法，针灸推拿、放松疗法、音乐疗法均对减轻疼痛有一定作用。

2. 运动锻炼　运动锻炼在增强骨骼肌肉力量的同时，可调节情绪、缓解慢性疼痛和抑郁症状，促进全身的协调和平衡。

3. 健康指导

（1）用药指导　指导患者和家属使用常用的疼痛评估方法，遵医嘱按时正确服用止痛药，不擅自加药或停药以影响疗效，同时注意观察药物的反应和副作用以及与其他药物的相互作用，如长期服用阿片类药物的老年患者常有便秘症状的出现，可选用麻仁丸等中药软化粪便。

（2）心理护理　护理人员应给老年患者提供倾诉疼痛感受的机会，并认真倾听，给予关心和安慰以减轻其心理压力。同时可鼓励患者适当运动锻炼，以分散注意力减轻其疼痛和焦虑、抑郁情绪。

（四）护理评价

经有效治疗和护理后，老年患者的疼痛症状得到及时评估、治疗及护理并有所改善，老年人和家属能正确运用药物止痛和非药物止痛方法，并观察用药期间的疗效和副作用。适当增加日常运动改善睡眠和生活质量，焦虑、烦闷情绪得到缓解。

五、营养缺乏 - 消瘦

营养缺乏是指由于机体内缺乏必需的营养素，影响生长、发育或生理功能的现象，是营养不良的一种。据研究，我国老年人的营养风险整体较高，48.4%的老年人营养状况不佳；住院老年患者经营养筛查发现，有65%处于营养不良或存在营养不良危险。老年人因机体老化、脏器功能衰退，易发生各类营养缺乏性疾病引起免疫能力低下等一系列健康问题。

（一）护理评估

1. 健康史

（1）进食情况 近期的进食习惯、食欲、情绪、睡眠、咀嚼功能、排泄情况有无改变。

（2）患病情况 是否患有吸收不良性疾病、代谢亢进性疾病、消耗性疾病。

（3）服药情况 是否正在服用引起食欲减退、恶心或影响睡眠、精神状态的药物；增加能量代谢的药物，如甲状腺素制剂等。

2. 营养缺乏 – 消瘦的状况

（1）临床表现 出现牙龈出血、体重减轻、头发变细干燥、伤口难以愈合等。

（2）影响因素

1）生理因素 老年人味觉、嗅觉功能低下，食物的气味和味道不容易刺激食欲。牙列缺损、咀嚼肌群的肌力低下可减弱咀嚼功能，不仅使摄入量减少，还不利于机体对食物消化吸收，引起老年人营养缺乏。

2）心理因素 因疾病导致情绪不佳、睡眠质量差而影响食欲；厌世或孤独老年人；不适应养老院或医院的新环境；精神障碍者。

3）社会因素 独居老年人或高龄老年人因行动不便或无家属或照顾者陪伴采购或烹饪食物，使摄入减少；相关营养知识缺乏，食物营养搭配能力不足可导致营养失衡；经济条件、生活卫生环境差会影响食物的种类、数量及质量。

3. 辅助检查

（1）体重指数 常用于衡量人体胖瘦程度的标准，公式为：BMI = 体重（kg）/身高^2（m）。根据亚洲标准，体重指数在 17 ~ 18.4 为轻度消瘦，16 ~ 16.9 为中度消瘦，小于 16 为重度消瘦。

（2）血清蛋白质含量测定 血清白蛋白 2.9 ~ 3.5g/L 为轻度营养不良，2.1 ~ 2.8g/L 为中度营养不良，小于 2.1g/L 为重度营养不良。

（二）常见护理诊断/问题

1. 营养失调 低于机体需要量与味觉、嗅觉减退和咀嚼能力、活动能力下降有关。

2. 活动无耐力 与营养不良有关。

3. 知识缺乏 与相关膳食营养知识缺乏有关。

（三）护理计划与实施

总体目标是老年患者积极治疗原发病的同时能掌握饮食营养知识，及时发现营养缺乏的症状和诱因并主动从饮食方面去改善健康状况，如增加食物的摄入量、丰富食物的品种、注意营养的搭配等。精神、情绪状态有所改善，促进食欲。

1. 一般护理

（1）控制原发病 对原发病所致的营养不良，应积极治疗原发病，以阻断恶性循环增强患者的免疫力。

（2）饮食治疗与护理

1）食物制作 ①咀嚼力、消化吸收功能低下者：可采用炖或煮的方法，使食物变松化、柔软，或者将食材形状通过加工变小如蔬菜切细、肉类制成肉沫等，以利消化吸收。②吞咽功能低下者：避免过干、过硬、辛辣刺激的食物，可选择有一定黏稠度的食物，避免噎呛发生。③味觉、嗅觉等感觉功能低下者：烹调时可增加调味品的使用如醋、姜、蒜，以刺激食欲，同时兼顾食物的色、香、味、美。

2）进餐护理 ①上肢活动障碍者：尽量保持老年人使用筷子的功能，必要时可选用各种特殊的餐具，注意餐具使用过程的舒适性和安全性。②视力障碍者：在家属或照顾者的指导、监督下进餐，进餐前向其说明餐桌上食物的摆放位置和种类，并帮助其用手触摸以便确认。可加重食物的味道和香气以增进食欲。

（3）提供相关援助 对行动不便、肢体残缺等的老年人提供相应的帮助，如安排集体用餐或定时送餐上门等。注意少量多餐、营养均衡的原则。

（4）定期检测相关指标 定期体格检查及测定血清蛋白量及清蛋白与球蛋白的比值等。

2. 用药护理 对于因原发病而服用的药物引起消耗增多、胃肠道反应等的营养不良患者，应在医师的指导下，尽量调整服用的时间、用药的剂量和浓度。

3. 心理调适 向患者讲解营养不良出现的原因，鼓励患者积极配合医师治疗原发病，有针对性地做好心理疏导，避免因精神紧张刺激而进一步加重症状。鼓励老年人参加有益的社交活动，调节情绪，保持心情愉快。

4. 健康指导

（1）食物的选择 选购食物应注意观察是否在保质期内、食品卫生有无保障等。同时要及时食用，不宜在冰箱内长期存放，避免食材新鲜度降低、细菌繁殖而影响口感。

（2）食物的制作 制作时注意颜色的搭配和营养的均衡。食物的色、香、味齐全，有利于刺激食欲。经常更换不同的食品类型和不同的烹调方法，如汤羹类食物能增加与味蕾的接触，也有助于增进食欲。

（3）适度的活动 根据老年人的年龄、体力和耐受程度，适度锻炼，达到改善情绪，增进食欲的目的。

（四）护理评价

通过治疗与护理后，老年患者的原发病得到控制，能掌握营养缺乏和饮食营养的相关知识，及时发现营养缺乏的症状和诱因。能注意到从饮食方面去改善健康状况，如丰富摄入食物的类型、注意营养的搭配等。睡眠、精神、情绪状态有所改善。

六、口腔干燥

口腔干燥是指老年人由于唾液腺的退变、疾病及用药等引起唾液分泌减少而产生口干的状态或感觉。口腔干燥在老年人中很常见，65 岁以上的老年人有 25%～60% 患有口腔干燥症，健康老年人中约有 40% 主诉有口腔干燥的感觉。唾液分泌减少，使其原有的机械冲洗口腔、加强味觉、润滑食物及促进消化等作用大大削弱，出现明显症状的同时也导致老年人的生活质量下降。

（一）护理评估

1. 健康史

（1）一般情况　患者年龄、性别、饮食习惯以及日常刷牙和用牙的方法、家族中有无干燥综合征等。

（2）口腔干燥的原因

1）局部因素　①机体老化：腺体退行性改变，分泌功能减弱。②药物因素：服用利尿药、抗胆碱能药和治疗帕金森的药物等。③头颈部放射治疗：可损伤唾液腺组织，造成长期口腔干燥。④张口呼吸：长期鼻饲或吸氧的患者，唾液蒸发较快，口腔水分不足。

2）全身因素　由于自身免疫性疾病引起干燥综合征，尤其是中老年女性，可导致口腔干燥、干燥性角膜炎与风湿病。

3）精神心理因素　紧张、焦虑等心理与口腔干燥的发生有一定关系，经评估多属于精神症状躯体化表现形式。

（3）口腔干燥的状况

1）患者主诉　询问老年人有口腔干燥感觉的开始时间、持续时间和严重程度；是否伴有干性食物吞咽功能低下，进食和说话时口腔和唇部有干燥、口臭等问题。

2）口腔检查　通过口腔检查了解唾液腺、牙齿和口腔黏膜的状况。

2. 辅助检查　①逆行涎管造影可帮助判断有无炎症或阻塞性病变。②影像学检查如 CT 和 MRI 可检出唾液腺有无炎症疾病、阻塞或肿瘤。③怀疑干燥综合征，则需进行唾液腺活检和泪腺功能检查等。

3. 心理 - 社会状况　口腔干燥的老年人常伴有口臭，因害怕口腔气味使周围人不快或议论，常拒绝与他人进行日常的交往，长此以往很可能会产生孤独、自卑等负性情绪，因此要及时评估其心理社会状况。

（二）常见护理诊断/问题

1. 有感染的危险　与唾液分泌减少导致口腔自净能力降低、引发口腔黏膜溃疡有关。

2. 营养失调：低于机体需要量　与唾液分泌减少引起吞咽功能下降、食物消化吸收不良有关。

3. 社会交往障碍　与口腔干燥伴有口臭而产生自卑感等有关。

4. 知识缺乏　与缺乏口腔卫生保健的相关知识有关。

（三）护理计划与实施

主要目标是老年人能积极治疗原发病，定期进行口腔检查、治疗；保持口腔的清洁、湿润和牙列、黏膜的完整性，养成良好的用牙习惯，掌握口腔卫生自我保健的相关知识；恢复正常社会交往。

1. 促进唾液分泌

（1）合理用药　因镇静药、阿托品类药、利尿药或温补中药等所致的唾液减少而引起的口腔并发症，应经医生评估后调整药物剂量或更换药物。

（2）发挥残存功能　利用唾液腺上仍有的分泌功能，鼓励老年人咀嚼无糖型口香糖、含青橄榄或无糖的糖果以刺激唾液分泌。

2. 一般护理

（1）口腔卫生　养成早晚正确刷牙、餐后漱口或使用牙线以保持清洁的习惯。

（2）口腔保健　有口腔溃疡者，禁止饮用乙醇或含乙醇成分的饮品，因为乙醇可造成口腔黏膜损伤，引发症状加重或感染，可选择用金银花、白菊花或乌梅甘草汤等泡服或漱口。

3. 心理调适　进行健康宣教或指导患者改善口腔干燥和口臭等问题，鼓励参加社区活动、增加社会交往，消除其孤独感和自卑感等情绪。

4. 健康指导

（1）牙齿保健

1）每日叩齿　轻微闭口，上下牙齿相互轻轻叩击数十次，所有的牙都要接触，促进牙体和牙周组织血液循环，注意勿过度用力避免舌咬伤。

2）按摩牙龈　可用牙刷进行，将刷毛以45°压迫于牙龈上，然后放松，反复数次，使血液循环改善，增强抵抗力；还可以用食指依次按摩上下、左右的内外侧牙龈约数分钟，以此增加牙龈组织血液循环，提高牙周组织的抵抗力。

3）正确刷牙　选用刷头小、毛软且有弹性的保健牙刷，上牙由上向下旋转刷，下牙由下向上旋转刷，上、下前牙里面要顺牙缝刷，注意嚼东西的牙面应前后来回刷。

4）漱洗口腔　饭后或剔牙后用温水或茶水漱口可以把口腔内残留的食物残渣漱洗掉，茶含有氟和鞣质，对预防防龋和牙龈炎起一定作用。

（2）饮食调理

1）可食用滋阴清热生津食物和水果，如丝瓜、芹菜、黄花菜、枸杞、淡菜；水果可选择甘寒生津的西瓜、甜橙、梨、桑葚等。

2）忌食辛辣、温热食物，如烈酒、浓茶、咖啡、油炸食物、羊肉以及辣椒、胡椒、花椒、姜、葱、蒜等。

（3）义齿的保养　①佩戴前应用软毛牙刷清洁口腔和义齿，特别是牙龈口腔上壁与舌头处。②佩戴义齿宜动作轻柔，避免牙周组织损伤。③夜晚睡前应摘下放置于盛有清水的固定容器中，注意不要用热水、乙醇、盐水和消毒液浸泡，且清水应定期更换，以免义齿变形或老化。④尽量少吃生硬、黏性食物，防止义齿的损坏。⑤每年定期全面口腔及假牙检查。

（四）护理评价

通过治疗与护理，老年患者达到能够配合治疗和学会口腔卫生的自我保健，养成良好的用牙习惯，能保持口腔的清洁、湿润，牙列、黏膜的健康完整；恢复正常社会交往。

七、视觉障碍

视觉障碍是指由于先天或后天原因导致视觉器官的构造或功能发生部分或全部障碍，经治疗仍无法对外界事物做出视觉辨识。随着年龄增长，身体机能逐渐衰退而眼睛的老化则从 40 岁左右开始，据报道，60 岁以上的老年人中 80% 患有一种或几种眼病，其中患白内障的约占 60% 。同时有 85% 以上的外界信息是依靠眼睛获得的，所以视觉障碍问题对老年人的日常活动、人际交往产生了一定影响。

（一）护理评估

1. 健康史

（1）视力情况　询问近半年有无自觉视力改变或视力减弱，头痛或眼睛疲倦以及其他症状发作的部位、持续时间、强度及特点等。日常生活中的用眼习惯和用眼卫生。

（2）眼镜情况　针对佩戴眼镜的老年人，应该询问其眼镜度数、每日佩戴时长和最近的眼睛检查及验光后重新配镜的时间。

（3）全身性疾病情况　了解有无全身性疾病如糖尿病、高血压史以及家族中有无青光眼、黄斑变性等病史。

2. 视觉障碍的状况

（1）视觉功能　视功能因机体老化的变化主要有老视、视敏度和对比视敏度开始下降，如对精细事物的感觉下降、暗适应能力下降和视野范围缩小。

（2）眼科疾病　如青光眼、白内障、糖尿病性视网膜病变、老年性黄斑变性等。

3. 辅助检查　主要通过眼科等检查判断老年人视力障碍的类型及程度。

4. 心理－社会状况　视觉障碍可导致老年人行走、看电视、进食等日常生活活动受影响，使生活质量下降、独立能力和自信心降低，容易产生消极悲观情绪。因此要评估老年人的心理状况，是否有自信心降低和自我保护能力受损等问题。

（二）常见护理诊断/问题

1. 视觉紊乱　与白内障、青光眼、老年性黄斑变性等眼部疾病有关。

2. 防护能力低下　与视觉障碍有关。

3. 社会交往障碍　与视力减退有关。

4. 焦虑　与担心疾病愈后有关。

（三）护理计划与实施

主要目标是积极治疗眼科常见疾病和相关的并发症，采取有效措施培养用眼健康的生活习惯，减少视力减退对老年人日常生活活动的影响。

1. 疾病治疗及护理

（1）开角型青光眼　应遵医嘱正确使用滴眼剂降低眼压；避免增加眼压的活动如倒立；避免在暗处停留时间过久；户外活动佩戴偏光太阳镜，防止紫外线进入眼睛。

（2）白内障、闭角型青光眼　常采用手术治疗，做好手术前后护理，特别是手术后近期内避免从事弯腰搬重物类体力活动和用力排便。注意观察眼压的变化，因老化导致的白内障在膨胀期可诱发急性闭角性青光眼。

（3）视网膜病变　可采用激光、手术治疗，术后卧床休息、双眼予眼罩覆盖，提供安全护理和心理支持等。

2. 一般护理

（1）调节室内光线　选择阳光充足的居室，晚间用夜视灯增加室内光线，改善老年人视力下降情况，注意避免强光直接照射，当室外光线较强可用纱质窗帘遮挡。

（2）用眼护理　老年人进行阅读的材料要印刷清晰、字体较大，同时看书报、电视和手机的时间不宜过长，避免用眼过度，精细的用眼活动最好安排在上午进行。

（3）饮食护理　每日保持一定的饮水量，但是患有青光眼的老年人一次性饮水不能过多，每次饮水量为 200ml 左右，间隔时间为 1～2 小时，防止血压升高加重病情；选择清淡、易消化的食物，多吃新鲜蔬菜和水果如香蕉，富含钾和 β–胡萝卜素，具有护眼作用，少吃高脂肪、高热量的食物；戒烟、限酒。

（4）休息与活动　保证充足的睡眠和一定运动量。外出活动尽量安排在白天进行并佩戴太阳镜，以防紫外线直射眼睛。

3. 健康指导

（1）定期眼科检查　指导健康老年人每年进行一次眼科检查，有糖尿病、心血管疾病病史的老年人应缩短检查时间，尤其是近期有视力减退或眼球胀痛伴头痛症状的老年人。

（2）配镜指导　配镜前先验光，确定有无近视、远视和散光，按年龄和老视的程度增减屈光度。由于老年人视觉功能的调节力逐渐衰退，因此要根据定期眼科检查的情况，更换适合的眼镜。

（3）正确滴用眼药水　①使用前检查制剂有无浑浊、沉淀、是否在有效期内，然后清洁双手。②用消毒的棉签将双眼的分泌物和眼泪擦拭干净。③头部尽量向后仰或平躺，一只手用示指和拇指分开上下眼睑，另一只手持眼药水瓶口悬空将药液滴入下眼睑的结膜囊内，注意不要碰到眼球，每次点一滴即可。④滴过后将双眼闭上五到十分钟，便于药液充分的吸收。

（四）护理评价

通过积极治疗眼科常见疾病和相关的慢性疾病，达到视力减退对老年人日常生活的影响减少的效果，老年人能够养成良好的用眼习惯、保持用眼卫生、规律和健康的生活方式。

八、老年性耳聋

老年性耳聋是指听觉系统衰老而引发双耳听力进行性下降，高频音的听觉困难和语言分辨能力差的感应性耳聋。老年性耳聋是老年人最常见的听力障碍，根据研究，男性约从45岁后开始出现听力衰退而女性稍晚。老年性耳聋首先发生在高频听力区域，部分老年人刚开始可伴有耳鸣，其出现频率随年龄而渐增。老年性耳聋影响听觉和言语交流能力，甚至会降低生活质量。

（一）护理评估

1. 健康史

（1）一般情况　患者年龄、性别、职业、婚姻状况和一般身体情况等。

（2）听力情况　自觉耳聋的开始时间、持续时间、程度和有无做过相关的听力检查等。

（3）全身性疾病情况　是否患有高血压、冠心病、糖尿病、高脂血症等。

2. 老年性耳聋的状况

（1）临床表现

1）双侧感音神经性耳聋　大多数是双侧感音神经性耳聋，双侧耳聋程度基本一致，呈缓慢进行性加重。

2）高频听力下降为主　听力下降多以高频听力下降为主，老年人首先对门铃声、电话铃声、警报声和鸟叫声等高频声响不敏感，逐渐对所有声音敏感性都降低。

3）言语分辨率降低　有些老年人则表现为言语分辨率降低，表现为虽然听到声音，但分辨很困难，理解能力下降，这一症状开始仅在特定环境出现，如有很多人同时谈话的公众场合，但随症状逐渐加重，会出现与他人交谈困难，以至于逐渐不愿讲话。

4）重振现象　即小声讲话时听不清，大声讲话时又嫌吵，对声源的判断能力下降，有时会用视觉进行补偿，如在与他人讲话时会专注于对方的面部及嘴唇，部分老年人会有此现象。

5）耳鸣　多数老年人伴有一定程度的耳鸣，多为高调性，开始时仅在夜深人静时出现，以后会逐渐加重，持续终日。

（2）影响因素

1）内在因素

①疾病影响：是否患有耳部疾病如中耳炎、梅尼埃病与或全身慢性疾病如高血压、冠心病、高脂血症、糖尿病等，此类疾病会对人体的血管有一定损伤，从而影响耳的供血。

②饮食影响：长期高糖、高胆固醇饮食会引起体内脂肪的代谢异常，血脂增高，血液黏稠度增大，引起动脉硬化。内耳对供血障碍敏感性较高，出现血液循环障碍时，会导致听神经营养缺乏，加重老年性耳聋的程度。

③生活习惯：尼古丁和乙醇会直接损伤听神经，长期吸烟、饮酒还会引起或加重心脑血管疾病，导致内耳供血不足；有无长期使用耳机听音乐或广播的习惯；不正确的挖耳习惯或挖耳频繁也可能损伤鼓膜，从而影响听力。

2）外在因素

①药物影响：耳毒性药物有氨基糖甙类抗生素如链霉素、卡那霉素、庆大霉素，抗肿瘤药物如顺铂、氮芥，水杨酸盐如阿司匹林、保泰松等药物对听神经均有毒性作用。

②噪声影响：工作和生活环境是否长期受到噪声刺激。因为长期接触噪声的刺激不仅会使听觉器官经常处于兴奋状态，产生疲劳感，而且还可使脑供血处于痉挛状态，导致听觉器官血供不足。同时长期的噪声刺激会使睡眠质量变差、情绪烦躁，进而导致血压升高及神经衰弱。

3. 辅助检查

（1）外耳及中耳道检查　通过外耳道检查以排除耵聍阻塞耳道的因素。可用耳内镜检查鼓膜是否完好。

（2）听力检查

1）主观测听法　主要是观察患者主观判断后作出的反应如耳语检查、秒表检查、音叉检查、听力计检查等，但常因测试者的年龄过小或精神心理状态不稳定等多方面因素而影响正确的测听结果。

2）客观测听法　①通过观察声刺激引起的非条件反射如瞬目、转头、肢体活动等。②通过建立条件反射或习惯反应如皮肤电阻测听、西洋镜测听等。③利用生物物理学方法如声阻抗 - 导纳测听。④利用神经生物学方法如耳蜗电图、听性脑干反应。此方法不需要患者对声刺激作出主观判断反应，可以客观地测定听功能情况。

（3）听力学测试　按照我国的标准，听力在 26～40dB 为二级重听；听力在 41～55dB 为一级重听；听力在 56～70dB 为二级聋；听力在 71～90dB 为一级聋；如果双侧听力均在 56～70dB，沟通就会发生明显障碍。

1）纯音听力测试　患者有不同程度的听阈提高，以高频为主，双耳听力损失程度长相等，这是最基本也是首选的听力测试方法。

2）耳蜗电图　听觉系统老化的耳蜗电图表现为动作电位阈值提高，潜伏期延长，波幅下降，微音器电位波幅也下降。

3）脑干听觉诱发电位测试　潜伏期随年龄增加延长，V 波峰潜伏期随年龄每增加 10 岁，大约延长 0.2ms。

4）言语识别率　在隔音室内，通过加噪声、房间混响的情况下，检测语言识别率的变化，老年性耳聋患者言语识别率下降明显。

4. 心理 - 社会状况　随着听力的逐步下降，老年人与外界的交流和联系的次数也会随之减少，因此应评估听力障碍老年人是否产生孤独、抑郁、社交障碍等一系列心理问题。

（二）常见护理诊断/问题

1. 听力紊乱 与血供减少、听神经退行性变化有关。

2. 社会交往障碍 与听力下降有关。

3. 防护能力低下 与听力下降有关。

（三）护理计划与实施

总体目标是老年人和家属配合积极治疗耳部疾病和相关的慢性疾病。通过健康宣教与指导，老年人和家属能掌握影响听力的相关因素、耳毒性药物的危害性、日常用耳保健方法以及根据个人需求选择合适的助听器，使听力障碍对日常生活的影响减少或消除。

1. 一般护理

（1）积极治疗疾病 指导老年人早期积极治疗耳部疾病和相关的慢性病，如中耳炎、高血压、冠心病、动脉硬化、高脂血症等，减缓对耳部血管的损伤。

（2）病情观察 监测并指导老年人若发现听力障碍的症状、持续时间和影响程度短期内加重，应及时进行检查和治疗。

（3）提供交流的环境 ①鼓励与指导家属或照顾者多与老年人交谈。②提供安静的环境，交谈前先提醒老年人以引起注意。③交谈时咬字要清楚且慢且不高声喊叫。④减少专业术语的使用，尽量用短句来表达意思，必要时可采用书面交谈或辅以手势等非语言交流技巧。

（4）休息与活动 每日保证充足的睡眠，并根据自己的身体状况和条件坚持适当的运动，如散步、慢跑、打太极拳等，促进全身血液循环，改善内耳的供血情况。

2. 用药护理 遵医嘱正确服用药物，不擅自加药或减药，注意避免服用具有耳毒性的药物，必须服用时尽量选择耳毒性低的药物，且注意用药的剂量、浓度和时间，并加强观察药物的副作用。

3. 心理护理 听力障碍可能会使老年人产生自卑、烦躁、猜疑等消极情绪，故家属应鼓励老年人多参加社区活动、与他人多交流以树立信心，除此之外老年人可以从家人、朋友处得到良好的情感支持等。

4. 健康指导

（1）定期听力检查 指导老年人监测和定期检查听力情况，老年性耳聋虽然无法根治，但可以通过早期检查和治疗缓解老年性耳聋的进展，减轻对日常生活的困扰。

（2）饮食与生活方式 限制各种动物内脏、肥肉、奶油、蛋黄、油炸食物等富含脂类的食物和减少高糖、高胆固醇食物的摄入，多补充富含蛋白质和维生素类食物如瘦肉、牛奶、豆类、木耳、蘑菇、各种绿叶蔬菜等；每日作息规律，避免过度劳累和紧张情绪；戒烟限酒。

（3）避免噪声刺激 尽量避免长时间在噪声大的环境、场所工作或生活，注意加强个人防护，如使用吸音、隔音材料或戴耳塞、耳罩以降低噪声对人体的损害。

（4）助听器的选择

1）盒式助听器　优点是操作方便开关和音量调节灵活，电池耐用，使用经济；缺点是外漏明显，且识别率较低，适用于高龄、居家且经济条件较差的老年人。

2）眼镜式助听器　优点是外观易被接受，没有低频干扰问题，缺点是价格贵，易损坏，鼻梁、耳廓处受压明显，不宜长期使用。

3）耳背式助听器　没有上述两款的缺点，又具备上述助听器的优良性能，价格适中，但也有影响外耳道固有共振频率的缺点。

4）耳内式助听器　更为隐蔽，并保留了人耳的一些固有功能。

（四）护理评价

通过治疗与护理后，老年人和家属配合积极治疗耳部疾病和相关的慢性疾病。在健康宣教与指导下，老年人和家属能掌握影响听力的相关因素、耳毒性药物的危害性、日常用耳保健方法以及根据个人需求选择合适的助听器，减少或消除听力障碍对日常生活的影响。

第五章 老年人安全用药护理

📖 学习目标

1. **掌握** 老年人安全用药的护理和用药原则；老年人用药指导以及常用的给药途径。

2. **熟悉** 老年人用药后常见不良反应及原因；老年人易发生不良反应的常见药物。

3. **了解** 老年人药物代谢特点；老年人药效学特点。

安全、有效的药物治疗是促进老年人健康、预防和治疗疾病的重要手段。随着年龄的增长，老年人各器官功能逐渐出现退行性改变，机体对药物的处置能力及药物的反应性都将相应降低。同时，由于慢性疾病的累积、药物的种类复杂性、用药方法不正确和药物的不良反应都会影响老年人用药安全和治疗效果。因此，必须加强老年人用药护理，确保用药安全，改善其健康状况。

第一节 老年人用药特点

老年人由于体内各组织和器官结构与功能出现衰老性改变，药物在体内吸收、分布、代谢和排泄的过程都会发生明显变化。因此，应了解老年人用药特点，为指导临床合理用药及用药护理提供依据。

一、老年人药物代谢特点

老年药物代谢动力学，简称老年药动学，是研究药物在老年人体内的过程（包括吸收、分布、代谢和排泄）及药物浓度随时间而变化的规律的科学。老年人药物代谢改变的特点是：药代动力学过程降低；绝大多数药物的被动转运吸收不变，主动转运吸收减少；药物的代谢、排泄能力降低；药物消除半衰期延长，血药浓度增高。

（一）药物在体内的过程

1. 药物的吸收 是指药物从用药部位进入至血液循环的过程。不同的给药途径具有不同的吸收过程和特点。口服给药是最常用的给药途径，大部分药物都能通过胃肠道黏膜以简单扩散的方式被吸收。少部分以主动转运的方式被吸收（如钠离子、钾离子、氨基酸等）。

老年人由于老化引起胃肠道和肝血流量减少，可影响药物吸收速率，使血药浓度增高；胃排空速度减慢，导致吸收时间延长；肠肌张力增加和活动减少，使吸收增加；黏膜萎缩，胃酸分泌减少使药物不易解离，影响药效。通过主动转运吸收的药物会随年龄的增长而减少，而通过被动扩散方式吸收的药物无明显影响。

2. 药物的分布　是指药物吸收后从血液循环到达机体各组织器官及体液的过程。药物的分布受很多因素的影响，主要包括机体的组成成分、药物与组织和血浆蛋白的结合能力、器官和组织血流量和体液的 pH 等。老年人药物分布的特点是：水溶性药物分布容积减少，脂溶性药物分布容积增加，血浆蛋白结合率高的药物浓度升高，分布容积增大。

（1）机体组成成分的改变

1）体液总量减少　老年人由于细胞和实质器官萎缩，细胞内液减少，导致机体总液体量减少，使水溶性药物（如乙醇、吗啡）的分布容积减少，导致血药浓度增高，药物作用和副作用增加。

2）脂肪占体重比例增加　老年人由于体力活动减少和激素水平下降，脂肪成分体重增加，尤其是女性，使脂溶性药物（如地西泮、利多卡因等）分布容积增大，导致药物作用持续较久，半衰期延长，血药浓度增高，长期使用易发生蓄积中毒。

3）血浆白蛋白含量减少　老年人血浆白蛋白比成年人减少 10%～20%，蛋白结合能力减弱，导致与血浆白蛋白结合率高的药物（如磺胺嘧啶、苯妥英钠、华法林等）的游离浓度升高，分布容积加大，药效增强，易引起不良反应和毒性反应，故老年人使用华法林等药物应减量。

（2）药物与血浆蛋白的结合能力　由于不同药物对血浆蛋白结合具有竞争性置换作用，从而使其他游离型药物的作用强度和持续时间发生改变。如华法林与保泰松合用时，结合型的华法林被置换出来，使血浆中游离的药物浓度明显增加可引起严重的出血。

（3）器官血流量减少　老年人心排血量降低，局部血流量减少，可影响药物的分布。

（4）体液的 pH 变化　随着年龄的增长，体液的 pH 降低，pH 的改变也会影响酸性、碱性药物的分布。

3. 药物的代谢　是指药物在体内经酶或其他作用使药物的化学结构发生化学变化，又称生物转化。代谢是药物在体内消除的重要途径。肝脏是药物代谢的主要场所。老年人由于肝实质、肝细胞数目和肝血流量的减少，蛋白质合成减少和药物代谢酶活性降低，肝脏代谢速度只有年轻人的 65%。因此，药物代谢减慢，半衰期延长，易造成药物的蓄积。现已证实，老年人使用经肝脏代谢的药物如氯霉素、利多卡因、普萘洛尔、洋地黄等药后，血药浓度增高，半衰期延长，易出现毒副作用，应用时应减少用药剂量，延长用药间隔，注意监测血药浓度；使用地西泮时剂量应减半。

4. 药物的排泄　是指药物在人体内经过吸收、分布和代谢后，以药物原形或其代谢物的形式通过不同途径（排泄器官或分泌器官）排出体外的过程。肾脏是药物排泄的重要器官。药物及代谢产物主要经肾脏从尿液排泄，其次经胆汁从粪便排泄，也可经汗液和乳汁排泄。老年人由于肾功能减退，包括肾血流量减少，肾小球滤过率、肾小管分泌与重吸收能力降低，肾脏对药物的排泄能力下降，排泄速度减慢，易出现蓄积性中毒。故老年人使用经肾排泄的药物时，应注意减量，监测血药浓度。如地高辛、氨基糖苷类抗生素、磺胺类、苯巴比妥等。

二、老年人药效学特点

老年人药物效应动力学简称药效学，是研究药物对机体的作用及作用机制的科学。随着年龄的增长，老年人机体各器官对药物的反应也会发生相应改变。老年药效学改变的特点是：对大多数药物的敏感性增高，对少数药物的敏感性降低；对药物耐受性下降，药物不良反应发生率增加，用药依从性降低。

（一）对中枢神经系统药物敏感性增高

老年人由于脑血流量减少、脑萎缩、脑神经细胞数目减少，导致中枢神经系统功能减退，对中枢神经系统抑制药敏感性增强，药物半衰期延长，不良反应发生率增高，如镇静催眠药、抗抑郁药等。由于老年人肝、肾解毒和排泄功能减退，对中枢性镇痛药的敏感性增高，如吗啡、哌替啶。

（二）对心血管系统药物反应的改变

老年人由于心血管系统的结构和功能发生明显改变，压力感受器敏感性降低，对缺氧、儿茶酚胺等刺激的反应性明显下降，对 β 受体激动药和阻断药反应性均降低，应用降压药、利尿药时易引起直立性低血压。同时，老年人肝合成凝血因子的能力衰退，血管发生退行性病变，凝血功能减弱，对肝素和口服抗凝血药物敏感性增高，一般治疗剂量可能引起持久血凝障碍，并有自发性内出血的危险，故用药时应减少剂量。

（三）内分泌系统变化对药效学的影响

老年人使用糖皮质类激素时，不良反应发生率明显增高，较年轻人更易出现消化性溃疡、出血和骨质疏松症等；老年人对胰岛素和口服降糖药的敏感性也明显增高，易发生低血糖反应。

（四）对药物的耐受性降低（女性尤为明显）

1. 多药合用耐受性明显下降　老年人单一用药时耐受性较好，如镇静剂、利尿药分开使用时，能发挥预期的疗效。但联合用药时老人的耐受性明显降低，易出现直立性低血压。

2. 对肝脏有损害的药物耐受性下降　老年人由于肝功能减退，对损害肝脏的药物耐受力降低，如利福平、异烟肼等。

3. 对排泄慢或易引起电解质紊乱的药物耐受性下降　老年人由于肾功能减退和维持水电解质平衡的功能减弱，对于排泄慢或易引起电解质紊乱药物的耐受性下降，故用药时应减少剂量，延长用药时间，同时注意检查肌酐清除率。

4. 对易引起缺氧的药物耐受性差　老年人由于循环系统、呼吸系统功能减退，应尽量避免使用引起缺氧类药物。如吗啡、哌替啶易引起呼吸抑制，老年患者慎用，支气管哮喘、慢性阻塞性肺气肿、肺源性心脏病等患者禁用。

5. 对胰岛素和葡萄糖耐受力降低　老年人由于大脑对低血糖的耐受能力较差，易出现低血糖现象。因此，应指导老年糖尿病患者和家属识别低血糖症状，随身携带糖果、饼干和糖尿病卡，便于发生意外时的救治。

第二节　老年人常见药物不良反应及原因

药物不良反应（adverse drug reaction，ADR）是指凡与用药目的无关，并为患者带来不适或痛苦的反应统称药物的不良反应，包括药物副作用、毒性反应、后遗效应、停药反应、变态反应和特异性反应等。随着老年人身体机能及脏器功能的不断退化，机体耐受性降低，患病率上升，对药物的敏感性发生变化，更容易引起药物不良反应。

一、常见药物不良反应

（一）药物中毒

药物中毒是指在药物剂量过大或药物在体内蓄积过多时发生的危害性反应。由于老年人机体各个重要器官的生理功能减退，60岁以上老年人的肾脏排毒功能比25岁时下降20%，肝脏血流量比年轻时下降40%，解毒功能也相应降低。老年人由于心排血量减少，心功能降低，窦房结内起搏细胞数目减少，心脏传导系统障碍。因此，老年人用药容易产生肝毒性反应、肾毒性反应及心脏毒性反应。

（二）直立性低血压

老年人心血管系统功能衰退，粥样动脉硬化明显，压力感受器敏感性降低，血管运动中枢调节机能减弱，不能灵活调节血压，易导致直立性低血压。在没有药物影响时，都可能会因为体位的突然改变而产生头晕。因此，在使用血管扩张药、抗高血压药、利尿药时应特别注意观察是否有直立性低血压的发生。

（三）耳毒性

老年人由于内耳毛细胞数目减少，听力有所下降，易受药物的影响产生前庭症状和听力下降。前庭损害的主要症状有眩晕、头痛、恶心和共济失调；耳蜗损害的症状有耳鸣、耳聋。由于毛细胞损害后难以再生，如果使用易在内耳积聚的药物如庆大霉素、卡那霉素等耳毒性药物时，可导致永久性耳聋。因此，老年人最好避免使用氨基糖苷类抗生素，如必须使用时应减量。

（四）尿潴留

老年人使用抗帕金森病药和三环类抗抑郁药（如阿米替林、丙米嗪、多赛平）时易引起尿潴留，尤其是伴有前列腺增生的老年人。因此在使用三环类抗抑郁药时，应以小剂量分次服用，再逐渐加量。

（五）精神症状

老年人脑细胞数目减少，脑血流量下降，脑组织萎缩，老年人中枢神经系统对某些药物的敏感性增高，可导致神经系统的毒性反应，即出现共济失调、神经衰弱、健忘、烦躁、抑郁等症状。如抗病毒药盐酸金刚烷胺，如果每天剂量 >0.2g 即可引起失眠、不安、共济失调、头痛、口干和言语不清等症状。长期使用咖啡因、氨茶碱等可导致精神不安、焦虑或失眠。长期服用巴比妥类镇静催眠药可致惊厥，产生身体及精神依赖性，停药时会出现戒断症状。

二、药物不良反应发生的原因

（一）药物代谢能力减弱

老年人随着年龄的逐渐增大，胃肠功能减弱，胃肠蠕动减慢，影响药物的吸收。肝脏的药物代谢功能逐渐衰退，药物的生物转化效率也逐渐降低，药物不能在肝脏内有效的代谢。肾小球和肾小管的相关作用和功能逐渐退化，致使老年人对药物的排泄速率降低，药物在体内停留时间延长，在血液中含量增加，易引发药物中毒。

（二）用药种类增多

老年人常患多种疾病，接受多种药物治疗，药物之间易产生相互作用，发生药物不良反应的概率也会增加。现已证实老年人药物不良反应的发生率与用药种类呈正相关。研究表明，同时服用 5 种以下药物者，不良反应发生率为在 5% 左右，同时用 6～10 种时发生率将升至 40%，同时用 15～20 种以上时，不良反应发生率升至 70%～80%。

（三）药动学和药效学改变

由于老年药动学发生改变，老年人体内血药浓度也随之发生变化，导致药物作用增强或减弱。在药物治疗效果欠佳时，临床医师常加大给药剂量，造成药物不良反应。此外，老年人中枢神经系统对某些药物敏感性增强，镇静药易引起中枢过度抑制；老年人免疫功能下降，使药物变态反应发生率增加。

（四）滥用非处方药

老人由于缺乏医药知识，常擅自服用、滥用滋补药、保健药等。抗衰老药和维生素的用药次数和剂量不当，易产生药物不良反应。大剂量使用维生素 E 会导致老年人呕吐，长期大剂量则引起机体免疫力下降。超量维生素 C 可产生大量尿酸盐结晶，使用维生素的原则应遵循"缺什么补什么，严格掌握剂量和疗程"。

三、易发生不良反应的常见药物

随着年龄增长，老年人各器官组织结构与生理功能出现退行性改变，服用某些药物后较易出现不良反应。老年人易发生不良反应的常见药物主要有抗生素类药物、镇静催眠药物、抗精神失常药物、心血管系统用药、镇热解痛药物、抗胆碱药物、激素类药物、维生素及微量元素类药物等。

（一）抗生素类药物

氨基糖苷类抗生素庆大霉素、卡那霉素主要由肾脏排泄，由于老年人肾功能减退，导致药物的耳毒性、肾毒性增加。青霉素药物最常见的不良反应是药物过敏反应，严重者会出现过敏性休克。另外，老年人长时期用药，因老年人肾分泌功能减退而排泄延缓，使血药浓度增高，易出现意识障碍、惊厥、癫痫样发作、严重昏迷等中枢神经毒性反应。头孢类抗生素对肠道菌群抑制作用较强，易出现胃肠道反应和菌群失调，易引起 B 族维生素和维生素 K 缺乏。

（二）镇静催眠药物

老年人使用苯二氮䓬类药物如地西泮、氟西泮时，常出现中枢抑制，表现为头晕、头痛，增加老年人跌倒的风险。巴比妥类药物则比其他镇静催眠药更易引起不良反应，且极易成瘾。

（三）抗精神失常药物

阿米替林、丙米嗪是常见的抗抑郁药，多数老年人服用后易出现烦躁不安、失眠、健忘、妄想、定向障碍等症状，且与用药剂量无关。

（四）β受体阻断剂

临床上 β 受体阻断剂常用来治疗心绞痛、心律失常和高血压。常见药物有普萘洛尔和美托洛尔。老年人服用普萘洛尔后常出现眩晕、嗜睡、头痛、心动过缓、低血压等症状，且可影响血糖浓度，因此老年糖尿病患者慎用。老年人服用美托洛尔后可出现神经功能失调，表现为失眠、多梦等症状。

（五）强心苷类药物

地高辛和洋地黄毒苷是常见的治疗慢性心功能不全药物。地高辛主要经肾脏排泄，由于老年人肾功能衰退，清除率下降，常规剂量就可引起严重的心脏毒性（如心律不齐、房室传导阻滞、窦性停搏）和中枢神经系统功能障碍。

（六）解热镇痛药物

解热镇痛药常用于发热的老年患者，可引起大汗淋漓、血压下降、四肢冰冷等症状。长期使用可导致胃出血。

第三节 老年人安全用药原则

老年人由于机体各器官生理功能及内环境的稳定随年龄发生不同程度的衰退和紊

乱，同时由于长期多种慢性疾病的累积，对药物的耐受程度明显下降，极易造成药物的蓄积中毒等不良反应。因此，根据老年人的生理和病理特点，把握好老年人的用药原则，是保证老年人安全、有效、合理用药的重要手段之一。

一、合理选择药物

在医疗诊断正确基础上，根据老年患者自身特点，选择疗效肯定的药物。用药前必须明确用药指征，评估患者的健康史和用药史及有无药物过敏等。可以采用非药物治疗时，尽量不采取药物治疗。必须用药时，首先应选取疗效肯定、毒副作用小的药物。其次，再根据老年人身体状况，选择合适的药物剂型、给药方式。

二、减少联合用药种类

患有多种疾病的老年人，尽量选用单种且具有兼顾治疗作用的药物进行治疗。必须联合用药时，应分轻重缓急，注意药物间的相互作用，用药种类以不超过 3～4 种为宜。作用类型相同或副作用相似的药物合用，更容易发生不良反应。如降压药、镇静剂、抗抑郁药、利尿药均可引起老年人发生直立性低血压，故应尽量不要合用。

三、适当的药物剂量原则

老年人由于药动学和药效学的改变，使用标准剂量的药物，药效、不良反应也会增加，因此老年人用药时剂量宜小，从成人量的 1/4～3/4 开始，再根据临床反应调整剂量，逐渐调整为适应个体的最佳剂量。若使用到成年人剂量时仍效果不佳，则应适当调整给药次数、给药方式或换用其他药物。由于老年人用药的个体差异大，用药时要根据老年人的年龄、健康状况、肝肾功能、治疗效果等方面进行综合考虑。肝肾功能不好的老年人，应定期进行血药浓度监测，遵循剂量个体化原则。

四、择时原则

择时原则是指根据时间生物学和时间药理学的原理，选择最佳的用药时间进行治疗，以提高疗效和减少毒副作用。由于许多疾病的发作、加重与缓解都具有昼夜节律的变化，如变异型心绞痛、脑血栓和哮喘等易在夜间发生，类风湿性关节炎常在清晨出现晨僵等；药代动力学也有昼夜节律的变化。因此，进行择时治疗时，要根据疾病的发作、药代动力学和药效学的特点来确定最佳给药时间。如治疗变异型心绞痛药物应在睡前服用；治疗劳力型心绞痛药物应在早晨服用；二甲双胍宜在饭后用药；阿卡波糖宜与食物同服。

五、暂停用药原则

用药期间应密切观察患者情况，凡是治疗效果不明确、不良反应、毒性反应大或出现新的症状，考虑病情进展或药物不良反应，此时停药受益大于用药受益。在出现严重不良反应时，暂停用药是最简单、有效的干预措施之一。

六、合理使用维生素和保健品

老年人在使用维生素时，应明确其适应证。维生素缺乏、患有慢性消耗性疾病、年老体弱伴消化不良、应用其他药物影响某种维生素吸收的老年人可以酌情适量补充维生素。在用药时，维生素缺乏得到纠正就应立即减量或停药。若大量给予维生素 C 可产生大量尿酸盐结晶，有导致泌尿系统结石的风险。此外，老年人在选用保健品时，要根据自身的疾病和健康状态，在医生指导下合理使用。

第四节　老年人用药护理

随着年龄增长，老年人记忆力减退，对药物治疗目的、服药时间、服药方法常不能正确理解，常漏服、错服药物，影响药物治疗的效果和用药安全。因此，指导老年人用药是护理人员一项重要的工作。

一、评估老年人用药情况

（一）用药史

详细询问老年人用药情况，建立完整的用药记录。包括既往和现在的用药记录、用药效果、服用时间、不良反应以及有无过敏药物等。对引起过敏或不良反应的药物要详细记录。

（二）各系统老化状况

定期评估老年人各脏器的功能状况，如肝肾功能。若肾功能明显减退，应尽量避免使用经肾脏排泄的药物，以免引起蓄积中毒。

（三）服药能力

仔细评估老年人的视力、听力、思维能力、消化系统功能状况、获取药物的能力等，以此给出合适的给药途径、辅助手段和观察方法。

（四）心理－社会状况

了解老年人的文化程度、个人饮食习惯、家庭经济状况、对治疗方案的了解程度、家属支持情况、对药物有无依赖等。

二、密切观察和预防药物不良反应

1. 遵循老年人用药原则　合理选药，避免使用对机体脏器有明显损伤的药物；联合用药时，药物种类不超过 5 种；尽量避免药物间的相互作用；使用药物时遵循个体化、小剂量用药原则。

2. 正确指导老年人服药 详细介绍药物的名称、用法、剂量、药物作用、不良反应以及服药的相关注意事项。告知患者按医生医嘱规定的药物、用法、剂量给药，不得擅自增减药量或停药等。对于记忆力、理解力较差的患者，可给予服药小卡片，防止错服、漏服药物。

3. 密切观察用药后反应 严密观察患者服药后的反应和病情变化。若出现不良反应，应及时处理。使用降压药的老年患者，应提醒其起床、站立动作要缓慢，避免直立性低血压的发生。若出现严重不良反应或毒性反应，应立即停药，保存好残余药，按医嘱改用其他药物。

4. 选用便于老年人服用的方法 服用多种药片时，应分次吞服，以免发生误咽。对吞咽困难的老年患者不宜选用片剂、胶囊制剂，宜选用液体剂型，如冲剂、口服液等。胃肠功能不稳定的老年人不宜服用缓释剂或控释剂，胃肠功能得到改变会影响缓释药物的吸收。

5. 其他预防药物不良反应的措施 检查药物质量，严防药物过敏反应的发生；长期使用某一药物的老年患者，注意监测血药浓度。

三、老年人用药指导

（一）加强老年人用药指导

1. 提高老年人服药依从性 老年人由于担心药物副作用、担心经济情况、家庭社会支持照顾不够、对治疗方案缺乏了解、对医护人员不信任，以及记忆力减退，漏服、错服药物，易出现不依从行为。提高老年人用药依从性应做到以下几点。

（1）建立合作性护患关系 护理人员要引导老年患者参与治疗方案和护理计划的制订，经常与老人交流、沟通，鼓励老年人谈对病情的看法和感受，倾听老年人的治疗意愿，注意老年人是否非常关注费用问题。只有与老年人建立良好的合作关系，使老年人对治疗充满信心，形成良好的治疗意向，才能促进老年人的服药依从性。

（2）督促、协助老年人按时按量服药 对于有良好服药能力的老年人，应督促其按时、按量服药；并及时检查每次用药是否准确无误。对于服药能力较差的老年人，应协助其用药。提前配好所用药物，为老年人详细讲解药名、药效、用量、服用时间等，并用显眼大字做好标记，分别放于不同颜色的药袋中，帮助老年人打开药品包装或瓶盖等。每次用药后，再检查药物是否服用。特殊老年人如面部肌肉麻痹的患者，口腔内可能残留药物，服药后应检查老年人口腔内有无残留；患脑血管病的老年人，服药时应有人协助，平时应注意肢体的功能训练，练习自己从药袋取药。

（3）行为的治疗措施

1）行为监测 鼓励老年人写服药日记或病情自我观察记录等。

2）刺激与控制 将老年人的服药行为与日常生活习惯联系起来，可使用闹钟或其他方法加强老年人的时间观念，并将药物放在固定的、老人易看到的地方，提醒其准时用药，防止重复服药或漏服。

3）强化行为　老年人服药依从性好时，及时给予鼓励表扬；依从性差时当即指出，及时提醒。

（4）指导老年人妥善保管药品　定期帮助老年人整理药柜，保留常用药和正在服用的药物，去除过期变质的药品。

2. 安全用药指导

（1）指导老年人掌握药物药效最佳作用时间。胃肠解痉药如阿托品等应饭前服用，对胃肠道有刺激性作用药物应饭后服用，镇静催眠药巴比妥类宜睡前服用。

（2）服用药片或胶囊时，应用少量温开水送服，尽量不要用茶、饮料等送服。服用磺胺类药物时应多饮水，避免引起结晶尿、血尿。硝酸甘油时应舌下含服，不可吞服。服用刺激性或异味较重的药物时，可将药物溶于水，用吸水管饮服，服药后应多饮水。无禁忌的情况下，片剂可以研碎、胶囊剂型可以去除胶囊将粉状物溶于水后饮用，但是糖衣片不可碾碎服用。服用药物种类较多时，应分次吞服以免发生误咽或窒息。

（3）指导老年人应注意观察用药后反应，如有异常，立即停药，保留剩余药物，寻求医生帮助。

（二）加强老年人家庭用药指导

1. 加强老年人用药解释工作　出院带药时，护士要以老年人能够接受的方式详细告知药物使用的注意事项，包括药物的种类、名称、用法、剂量、药物作用以及不良反应，必要时以书面形式在药袋上用醒目颜色写明药物注意事项，并反复强调用药方法及作用。

2. 加强对家属的健康教育　对老年人进行健康教育的同时，也要教会其家属相关用药知识，让他们学会正确协助和督促老年人服药，以及指导家属注意观察用药后不良反应，以防意外发生。

3. 合理选择选用药品　购买和使用非处方药物时，应了解药物的名称、成分、适应证、用法与用量、注意事项、不良反应等；仔细阅读药物适应证，做到对症用药。如果能用其他方式缓解不适症状，尽量采取非药物治疗方式，降低药物中毒的危险性。

4. 严格按照说明书用药　用药时应明确药物的剂量、使用方法、不良反应，熟悉药物的适应证，严格按照说明书用药，不可超量服用。同时要注意说明书中的"慎用"、"忌用"和"禁用"。"慎用"是指用药时要小心谨慎，即在使用该药时要注意观察，如出现不良反应立即停药。通常需要慎用的指小儿、老年人、孕妇及心、肝、肾功能不良的患者。"忌用"即是避免使用和最好不用，如果使用可能会带来严重的不良反应和不良后果。"禁用"就是没有任何选择的余地，属于绝对禁止使用。

5. 注意观察用药后反应　指导老年患者在使用药物药疗一段时间后，如症状未缓解或减轻，应及时去医院诊断治疗，以免延误病情。若服药过程中出现药品不良反应，应立即通过药店或直接向当地药品不良反应监测中心报告并进行咨询，严重的药品不良反应要立即去医院治疗。

6. 不要随意购买或服用药物　大部分健康老年人不需要使用滋补药品、保健药和维生素等。体弱多病的老年人，可在医生的指导下酌情使用。

7. 妥善保管好药物　常用药物应分类保存，内服与外用药物应分开放置；在保存中应注意温度、湿度、光线对药品的影响；所有药物标签应清楚，按说明书用药；定时对药品进行清理，及时清理变质、超过有效期的药品。

四、老年人的给药途径

不同的给药途径能影响药物的吸收速度，因此也影响药物作用的快慢。个别药物也因给药途径不同，甚至影响药物的作用效果。每种给药途径均有其特殊目的，各有利弊。选择给药途径时应根据老年人的具体情况，综合地加以考虑。

1. 口服给药　是最常用的给药途径，老年人应以口服给药为主，此方法简单、方便且较为安全，容易被老年人所接受，但口服给药吸收较慢，不适用于急诊患者。

2. 吸入给药　一些药物如气体麻醉剂和雾化抗哮喘药物可通过吸入方式给药，如沙丁胺醇。吸入给药时药物可通过气道直接入肺，由于肺泡表面积很大，肺血流量丰富，药物能经肺迅速吸收进入血循环。吸入给药法作用快而短暂、给药方便，但由于喷雾吸入血液的差异性很大，只适用于肺及呼吸道疾病的治疗。

3. 直肠给药　许多口服给药的药物可以栓剂形式直肠给药。直肠给药时药物可通过直肠壁丰富的血循环迅速吸收，更好地达到治疗效果。当老年患者恶心、丧失吞咽能力、限制饮食和外科手术后等不能口服时可用栓剂直肠给药。

4. 舌下给药　可不经肠壁和肝的首过效应而迅速直接进入体循环，能在很大程度上避免首过消除。某些药物可舌下含化时被舌下小血管吸收，直接进入血液循环，达到治疗目的。如老年人在使用硝酸甘油类药物缓解心绞痛时常采用舌下给药途径。

5. 注射给药　是指将无菌药液注入体内，达到预防和治疗疾病的目的。注射给药可以使药物在短时间内达到病灶部位，较口服给药方式作用快。常用的注射给药方式有皮下注射、肌内注射和静脉注射。皮下注射时，药物随小血管进入体循环。皮下注射常用于蛋白质类药物和胰岛素给药，该药口服可被胃肠道破坏，因此常采用皮下注射。皮下注射的吸收速率通常均匀而缓慢，作用持久。肌内注射时吸收十分迅速，适用于油溶液和某些刺激性物质，由于肌肉组织的血流量比皮下组织丰富，故药物肌内注射吸收速度一般比皮下注射吸收快。静脉注射起效最快，常用于急症和危重患者的给药，在采用静脉给药时应注意老年人心脏的功能状况，尽量减慢给药的速度和减少输入的液体量。

6. 经皮给药　一些药物可以涂敷剂形式将药贴于皮肤表面。这类药物可增强皮肤渗透性，不经注射便可经皮肤进入血循环。这种经皮给药可缓慢释放持续较长时间，但这种途径受药物通过皮肤快慢的限制。只适用于给药量少的药物，如镇痛剂芬太尼等。

第六章　老年人常见疾病与护理

📖 学习目标

1. **掌握**　老年人常见疾病的定义及有关概念；老年人常见疾病的特殊症状、体征和护理。
2. **熟悉**　老年人常见疾病的常见病因和诱因。
3. **了解**　老年人各系统生理变化。

第一节　老年人各系统生理变化

一、循环系统

（一）心脏

1. 结构改变　心脏的形态随着年龄的增加而变化，老年人的心脏生理性变化主要表现在：①心底到心尖的距离缩短，左、右心室容积在收缩期和舒张期均有轻度缩小，左心房扩大20%，主动脉根部右移和扩张。②心房、心室脂肪浸润、硬化、肥厚，心外膜的间质纤维和结缔组织增多，影响心脏的收缩与舒张。③心脏内膜和瓣膜由于硬化和纤维化而增厚，柔韧性降低，影响瓣膜的正常开放与关闭，引起狭窄与关闭不全，使血流动力学改变，造成心功能不全。④老年人心肌间质容易发生组织增生、脂肪浸润及淀粉样变，房间隔的脂肪浸润可累及传导系统，产生房室传导阻滞。⑤心脏传导系统随着年龄增大，其细胞成分减少、纤维组织增多、脂肪浸润，使心脏内在节律性降低。

2. 功能改变　①随着年龄的增长，左心室射血时间缩短，射血前期延长，使心脏泵血功能下降。②心肌间质纤维化、淀粉样变及心包增厚等老化性变化，使心肌硬度增加，顺应性减低，心室舒张不充分，造成心排出量减少。③心肌细胞内脂褐质沉积，细胞外脂肪浸润以及传导组织细胞减少，导致老年人心功能降低和不稳定性增加，从而发生心律失常。④另外，因老年人动脉硬化外周阻力增高，血液黏度增高，心肌收缩蛋白中Ca^{2+}转运变慢等，造成每搏输出量减少。

（二）血管

老年人的动脉、静脉和毛细血管均可随着年龄的增加发生老化。①老年人血管壁弹性纤维减少，胶原纤维增多，动脉血管内膜逐渐发生粥样硬化，使血管增厚、变硬、弹性减弱、外周阻力增加，加上外周血管的阻力增大易导致血压增高。②老年人血管硬化、自主神经对血管调节功能减弱，容易发生体位性低血压；而且，老年人血管壁弹性降低、动脉硬化和血管腔变窄，使血管阻力增加，动脉搏动速度增快。因此，老年人容易患动脉硬化、冠心病、脑血管意外等疾病。

二、呼吸系统

（一）鼻

鼻是呼吸道的通道和嗅觉器官，对吸入的气体有过滤、清洁、加温和加湿的作用。老年人的鼻软骨弹性减低，鼻黏膜变薄，嗅觉功能减退；腺体萎缩，分泌功能减弱，鼻腔对气流的过滤和加温、加湿功能减退或丧失，从而使呼吸道干燥，气道防御功能下降，易出现鼻窦炎及呼吸道感染。

（二）咽、喉

咽黏膜上皮内有丰富的淋巴组织，是呼吸道的重要防护屏障。老年人的咽黏膜和淋巴组织萎缩，易出现上呼吸道感染。老年人的咽喉黏膜、肌肉退行性变，易出现吞咽功能失调，进食流质易发生呛咳，严重者造成窒息。

（三）气管和支气管

老年人的气管和支气管黏膜萎缩，弹性组织减少，纤维组织增生；黏膜下腺体和平滑肌萎缩，纤毛运动减弱，使防御和清除能力下降，易患老年性支气管炎；支气管软骨钙化变硬，管腔扩张，小气道杯状细胞数量增多，黏液分泌增多导致气道阻力增加，易发生呼气性呼吸困难，同时也影响分泌物的排出，造成呼吸道阻塞。

（四）肺

老年人的肺组织萎缩，硬度加大，弹性降低，肺组织质量减轻，呼吸肌萎缩，肺弹性回缩力降低，导致肺活量降低，残气量增加，咳嗽反射及纤毛运动功能退化，老年人咳嗽和反射功能减弱，使滞留在肺的分泌物和异物增多，易发生感染；随着年龄的增长，肺组织的退行性改变，肺活量逐渐降低，肺的换气功能明显下降。

（五）胸廓

由于老年人普遍发生的骨质疏松，使椎体下陷、脊柱后凸、胸骨前突，引起胸廓前后径增大，胸廓由扁平变为桶状。

三、内分泌系统

（一）下丘脑

下丘脑是人体重要的神经内分泌功能器官，随着年龄的增加，其主要改变是代谢失常，易引起中枢控制失调；下丘脑产生的抗利尿激素减少，使水钠丢失。因此老年人在使用利尿剂、腹泻、呕吐、高热时，易发生电解质紊乱。

（二）脑垂体

随着年龄增大，老年人的脑垂体重量减少，生长激素分泌减少；但促肾上腺皮质激素，促甲状腺激素变化不大。

（三）甲状腺、甲状旁腺

老年人的甲状腺组织萎缩，有纤维化，淋巴细胞浸润和结节化现象，其功能随年龄的增加而有所降低；甲状腺素分泌减少，易导致老年人代谢率低，对寒冷天气适应能力差，活动能力下降。甲状旁腺随着年龄的增加其重量减轻，而间质的脂肪细胞增多，分泌的甲状旁腺素减少。

（四）肾上腺

随着年龄的增加，老年人的肾上腺皮质和髓质细胞均减少，肾上腺重量减轻，肾上腺皮质功能减退，易使老年人应激能力减弱。对外伤、感染、手术等应激反应能力下降。

（五）胰岛

老年人的胰岛萎缩，胰岛内有淀粉样物质沉积，胰岛 B 细胞数量减少，功能降低，胰岛素释放延迟或分泌减少。细胞膜上的胰岛素受体对胰岛素的敏感性降低，再加上胰高血糖素分泌增加，导致 2 型糖尿病的发病率增高。

（六）性腺

随着年龄的增加，男性睾丸、女性卵巢萎缩，性激素分泌减少，性欲减退。

四、运动系统

（一）肌肉

随着年龄的增长，肌肉总量减少，肌纤维萎缩，肌肉弹性下降，老年人容易疲劳；肌肉强度、耐力、敏捷度持续下降，加上神经系统的衰退等因素，老年人活动量减少，最终易导致老年人动作迟缓、行走缓慢不稳等。

（二）骨骼

随着机体的老化，骨骼中有机物质如骨胶原、骨黏蛋白等减少，无机盐如碳酸钙、磷钙等却增加，无机盐含量越高，骨骼的弹性和韧性越低，因而老年人容易发生骨折。

由于老年人性激素（主要雌激素）下降、户外活动减少、日照时间少，体内合成维生素 D 的含量减少；肠道消化吸收功能减弱；摄入的维生素 D 含量不足；易引起骨组织中破骨细胞的作用大于成骨细胞，则导致骨吸收大于骨形成，使骨量逐渐减少，出现骨质疏松症。

（三）关节

随着年龄的增长，老年人的正常关节的软骨、滑膜均可发生退行性改变。关节的骨与骨相接处包有一层软骨，软骨外覆盖一层滑膜，共同起到缓冲和润滑的作用；软骨中的水分具有营养并维持关节润滑的作用。当关节发生退行性变性时，软骨中水分减少、同时亲水性黏多糖也减少。滑膜发生退行性变性，则萎缩变薄，表面的皱襞和绒毛增多，滑膜下层的弹力纤维和胶原纤维也随之增多；滑膜表面与毛细血管间距离扩大，导致循环障碍。滑膜循环障碍可致软骨损害。关节软骨在人的一生中都有较弱的再生修复能力，老年人这种再生修复能力明显减弱。当关节的损耗超过关节软骨的再生修复能力时，则逐渐形成骨关节病。

第二节　老年高血压患者的护理

高血压是以动脉收缩压和（或）舒张压持续升高为主要临床表现的综合征，是最常见的心血管疾病之一。根据世界卫生组织，当收缩压≥140mmHg和（或）舒张压≥90mmHg时称高血压。高血压通常分为原发性和继发性，绝大多数高血压病因不明，称原发性高血压，亦称高血压病；部分患者血压升高是继发某些疾病基础之上，称为继发性高血压。

老年高血压（elderly hypertension）是指年龄≥60岁，在未使用抗高血压药物的情况下，血压持续或非同日3次以上收缩压≥140mmHg和（或）舒张压≥90mmHg。高血压的发病率随年龄的增长而增加，是导致老年人脑卒中、心力衰竭、冠心病和肾衰竭的重要危险因素之一。

一、护理评估

1. 病因　高血压是遗传和环境因素等相互作用的结果。

（1）遗传　高血压具有明显的家族遗传性，60%的高血压患者有家族史。

（2）内在因素　血管粥样硬化、激素反应性降低的情况和压力感受器敏感性的变化。

（3）外在因素　各种不良的生活方式，如缺乏锻炼、超重、中度以上饮酒、高盐饮食等。

2. 身体状况　老年人高血压起病隐匿，可有头晕、头痛、烦躁、失眠、耳鸣等症状，具有以下特点。

（1）以单纯收缩期高血压多见　老年人因大动脉粥样硬化，收缩压随年龄增长而增高，舒张压则降低或不变，因而老年人单纯收缩期高血压多见。收缩压增高、舒张压降低或不变，导致脉压增大，是老年人高血压的另一个重要特征，反映了大动脉的顺应性下降，是动脉损害程度的重要标志之一。

（2）血压的波动性大　老年人的压力感受器敏感性降低，血压调节功能减退，导致老年人高血压患者血压波动幅度明显增大，一天内血压波动可在 40/20mmHg 以上，血压的昼夜节律常消失，约 1/3 的老年人高血压患者表现为冬季高、夏季低。血压波动性大易导致老年人发生体位性低血压。

（3）症状少且并发症多　由于老年人反应迟钝，敏感性降低，在靶器官明显损害之前，多数老年人症状不明显，多在常规健康体检或其他疾病就诊时被发现。因老化及长期高血压加重对靶器官的损伤，导致老年人易发生并发症，其中冠心病、脑卒中多发。血压越高，病程越长，年龄越大，并发症也越多。

3. 心理社会功能　因高血压病情影响，患者可能产生焦虑、担心和忧虑的情绪；可能会影响老年人的社交活动；家属及亲友对待疾病的相关认识不足，家庭支持度不够。

4. 辅助检查

（1）24 小时动态血压监测可动态观察患者血压变化以及高血压程度。

（2）心电图可辅助诊断患者高血压程度，并了解患者有无心脏继发性损害。

（3）胸部 X 射线、眼底检查、血脂、血糖、内分泌监测可以了解患者的具体情况。

二、护理诊断及合作性问题

1. 慢性疼痛　头痛。

2. 活动无耐力　与活动减少有关。

3. 有受伤的危险　与高血压发作有关。

三、护理措施

1. 一般护理

（1）休息与运动　老年人居住环境易舒适、安全、安静且通风良好。指导老年人养成有规律性的生活习惯和制订相应的运动计划。轻度高血压可不限制一般的体力活动，但要避免重体力活动。适度运动，可以促进心血管功能，帮助降低体重，以降低血压。重度高血压、症状较多或有并发症的老年患者，应卧床休息，待血压平稳，症状减轻，并发症得到控制后，可逐渐增加其活动量，但须遵循循序渐进、动静结合的原则。

（2）合理饮食指导　老年人低盐、低脂、低胆固醇、低热量、高纤维饮食。限制钠盐，每日摄入钠盐应少于 6g，可减少水、钠潴留，减轻心脏负荷，降低外周阻力，达到降低血压、改善心功能的目的。进食低热量饮食，通过限制每日热量的摄入和有规律地进行体育锻炼，减轻体重，以帮助降低血压。进食低脂饮食，降低胆固醇。鼓励患者戒烟限酒、限制浓茶和咖啡的摄入，咖啡因可使老年人兴奋、心肌收缩力增强，引起血压升高和失眠。多进食含纤维素丰富的食物，保持大便通畅，防止老年人因便秘用力排便而使血压升高。

2. 用药护理

（1）合理使用降压药物　克服老年人服药依从性差的特点，制定正确的服药时间表，按时按量规律服药。坚持长期服药，即使血压降至理想水平，仍需维持服药，避免突然停药。降压药一般从小剂量开始，可联合用药，以增强疗效，减少不良反应。

（2）防止体位性低血压　服用降血压药后，指导老年人在改变体位时动作要缓慢，出现头晕、眼花、恶心、眩晕时，应立即平卧，以增加回心血量，改善脑部血液供应。

（3）注意观察药物疗效和不良反应　运用血管紧张素抑制剂时，注意是否干咳、血钾增高；运用钙拮抗剂时，可能出现面部潮红、下肢轻度水肿等；如用排钾利尿剂时，宜进食富含钾的食物，如香蕉。

3. 心理护理　老年人长期患有高血压，可能会有不同程度的焦虑，根据老年人不同的性格特征给予心理疏导，调节老年人自我控制的能力。同时指导老年人家属要尽量避免各种可能导致其精神紧张的因素，尽可能减轻老年人的心理压力，保持心态平和。鼓励老年患者参加社交活动，保持积极乐观的心理情绪。

四、健康指导

1. 向老年人和家属宣传高血压的知识，强调坚持长期治疗可使血压控制在正常范围，并可预防或减轻靶器官损害。

2. 注意休息，避免过度劳累和剧烈运动，避免精神紧张或激动，生活要规律，睡眠要充足，保持乐观心态，情绪平稳。冬季外出时要注意保暖，以防寒冷诱发血压升高。

3. 教会老年人及其家属正确测量血压的方法，按时测量血压并记录。指导老年人及其家属判断高血压严重程度及出现急症、并发症的相关症状，血压升高或病情变化应及时就医。

拓展阅读

高血压急症

1. 高血压急症定义　高血压急症是指短时期内（数小时或数天）血压严重升高，收缩压≥200mmHg 和（或）舒张压≥130mmHg，伴有重要器官组织如心脏、脑、肾等严重功能障碍或不可逆性损害。

2. 高血压急症治疗原则

（1）迅速降压　选择适宜有效的降血压药物，建立静脉通道，静脉滴注给药（根据血压情况调整给药剂量），监测血压。

（2）控制降压速度　高血压急症时短时间内血压急骤下降，有可能使重要器官的血流灌注明显减少，应采取逐步控制性降压，即开始的 24 小时内将血压降低 20%～25%，48 小时内血压不低于 160/100mmHg。在随后的 1～2 周内，再逐步将血压降到正常水平。

（3）合理选择降压药　高血压急症应选择降压药的特点：起效迅速，短时间内达到最大作用；作用持续时间短，停药后作用消失较快；不良反应较小；在降压过程中对心率、心排血量和脑血流量影响较小，硝普钠是首选的药物。有些降血压药不适宜用于高血压急症。利舍平肌内注射的降压作用起始较慢，如果短时间内反复注射易产生蓄积效应，引起严重低血压反应。

3. 高血压急症的护理

（1）绝对卧床休息，抬高床头，避免刺激、屏气或用力排便，协助生活护理。

（2）保持呼吸道通畅，吸氧 4～5L/min。

（3）立即建立静脉通道，遵医嘱尽早准确给药，以达到降压目的。硝普钠静脉滴注过程中应避光，注意调整给药速度。

（4）严密观察病情，做好心电、血压、呼吸监测，一旦发现血压急剧升高、剧烈头痛、呕吐、大汗、视力模糊、面色及神志改变等症状，立即通知医生。

（5）防治抽搐。发生抽搐时应用牙垫置于上、下齿间，以防唇舌咬伤。患者意识障碍时应加床挡，防止坠床。

第三节　老年冠状动脉粥样硬化性心脏病患者的护理

冠状动脉粥样硬化性心脏病（coronary atherosclerotic heart disease），简称冠心病，是指由于冠状动脉粥样硬化病变引起血管管腔狭窄或阻塞，或在此基础上合并冠状动脉痉挛，导致心肌缺血缺氧甚至坏死的心脏疾病。近年来，我国冠心病的发病率逐年上升，老年人冠心病的患病率升高问题更突出，是老年人的主要死因之一。老年冠心病患者的临床特点表现：病史长、病变累及多支血管；感受性低，多无典型症状；常伴有其他慢性疾病；多存在器官功能退行性病变。WHO 将冠心病分为 5 型：无症状心肌缺血、心绞痛、心肌梗死、缺血性心肌病、心脏性猝死。下面主要介绍老年心绞痛和心肌梗死。

一、老年心绞痛患者的护理

心绞痛是一种由于冠状动脉供血不足，导致心肌急剧暂时缺血与缺氧，表现为发作性、短暂性胸骨后疼痛或胸部不适的临床综合征。根据临床表现的不同，心绞痛可分为稳定型心绞痛和不稳定型心绞痛。心绞痛常在体力劳动、情绪激动、饱餐、骤遇寒冷等诱因作用下，出现发作性胸骨中上段后或心前区压榨性或紧缩感样疼痛，可向左肩、上臂及前臂放射，持续 3～5 分钟，舌下含服硝酸甘油或去除相关诱因后能迅速缓解。

（一）护理评估

1. 病因

（1）非疾病因素　饱餐、受寒、酷热、体力活动、情绪激动等；

（2）疾病因素　患者可能存在基础疾病，如高血压、肺部感染等。

2. 身体状况

（1）疼痛部位　不典型老年人由于生理性老化及其退行性病变等，多数无典型心绞痛发作，可表现为不明原因的肩背部疼痛，上腹不适或疼痛、牙痛等，易造成漏诊或误诊。

（2）疼痛性质　不典型由于生理性老化，敏感性降低，老年患者有时可仅有呼吸不畅或胸闷。

（3）体征少　老年患者早期可表现为各种心律失常。

（4）严重并发症　严重者并发心肌梗死、心力衰竭。

3. 心理社会功能　患者可能因心绞痛发生恐惧、焦虑的心理反应、家庭成员缺乏疾病相关知识会产生担忧、应对无措等反应。

4. 辅助检查

（1）心电图或动态心电图　是诊断心绞痛最简便、最常用的方法，尤其是患者症状发作时最重要的检查手段。

（2）X射线　可无异常发现，部分患者可见心影增大、心主动脉增宽等改变。

（3）心电负荷试验　适用于安静状态下无症状患者。

（4）核素心肌显像检查　了解判断心肌血流灌注情况。

（5）冠状动脉造影　判断冠状动脉管腔狭窄程度。

稳定型心绞痛的分级见表6-1。

表6-1　稳定型心绞痛的分级

Ⅰ级	日常体力活动不会引起心绞痛，如步行、上下楼梯等。工作或娱乐中激烈、快速或长时间劳累可致心绞痛发作
Ⅱ级	日常活动轻度受限，可诱发心绞痛情况包括爬坡，快速行走或上楼，饱餐、寒冷、迎风、情绪激动时或睡眠后很短时间内步行或上楼。
Ⅲ级	日常体力活动明显受限。一般情况下，常速平地步行1~2个街区，或在普通楼梯上1层楼时可诱发心绞痛
Ⅳ级	从事任何体力劳动均有不适症状出现。休息时亦有出现心绞痛表现

（二）护理诊断及合作性问题

1. 急性/慢性疼痛　与心绞痛发作有关。

2. 活动无耐力　与呼吸困难、胸闷有关。

3. 知识缺乏　缺乏疾病相关知识。

4. 潜在并发症　心肌梗死。

（三）护理措施

1. 一般护理

（1）休息与运动　心绞痛发作时应立即停止活动，原地休息。稳定型心绞痛患者，若心功能正常，一般在缓解期不需要卧床休息。指导其参加适当的体力活动，活动量和类型以不致诱发心绞痛发作为宜，如慢走、太极拳等，随身携带硝酸甘油片。在活动中一旦出现呼吸困难、胸痛、胸闷、心悸等症状，应立即停止活动，就地休息，舌下含服硝酸甘油片，有条件者给予吸氧。

（2）饮食指导　低脂、低盐、低胆固醇、高纤维素饮食，肥胖者应限制热量、控制体重，保持大便通畅。

2. 对症护理　评估患者疼痛的部位、性质、程度、发生和持续时间、诱因和缓解方法，监测血压、心率、心律，必要时给予心电监护，观察有无面色苍白、恶心、呕吐、大汗、气促等伴随症状。常规给予氧气吸入。

3. 用药护理

（1）遵医嘱　使用药物按医嘱给予硝酸酯类药物舌下含服，对疼痛严重或发作频繁患者，给予硝酸甘油静脉滴注，有条件者用输液泵给药，根据病情调节给药速度。

（2）观察用药效果和不良反应　由于药物扩张血管的效应可出现头痛、面部潮红、体位性低血压等，老年患者初次用药，宜从小剂量开始，最好卧床，变化体位时动作应缓慢。

（四）健康指导

1. 自我监测　告诉患者及家属心绞痛发作的诱因、表现和并发症的征象，以及发生时应采取的方法。嘱患者如有疼痛发作频繁、程度加重、服用硝酸甘油后不缓解，伴出冷汗，气促，应立即到医院就诊，警惕心肌梗死的发生。指导患者外出时随身携带硝酸甘油片和疾病诊疗卡。在生活中尽量避免，如劳累、情绪激动或紧张、寒冷、改变吸烟、过量饮酒等不良的生活习惯。教会患者和家属监测血压和脉搏的方法。

2. 用药指导　①坚持按医嘱服药，监测药物的不良反应。β受体阻滞剂可引起心动过缓、低血压、支气管哮喘等不良反应；钙通道阻滞剂会引起低血压；②硝酸甘油片应置于棕色瓶中避光保存，放在明显易取的地方，6个月更换1次；③长效型硝酸甘油贴剂应贴于平整、可达到最大吸收的皮肤区域，如胸部或上臂内侧。

3. 安全指导　老年人居家环境应地面平整、干燥、防滑，有条件者应设置扶手和护栏；装置小夜灯，防止老年人夜间如厕看不清楚地面；嘱咐老年人洗澡、上厕所时尽量不要锁门，不宜在饱餐后立即洗澡；厕所宜选用坐位坐便。

二、老年心肌梗死患者的护理

心肌梗死属于冠心病的严重类型，是在冠状动脉病变的基础上发生冠脉血供急速减少或中断，相应的心肌严重而持久地缺血，引起部分心肌缺血性坏死。老年人心肌梗死的患病率明显高于年轻人。

（一）护理评估

1. 病因

（1）外部因素 过重的体力劳动、连续紧张劳累、情绪剧烈变化（如激动、愤怒等）、暴饮暴食、寒冷刺激、吸烟、大量饮酒等。

（2）内在因素 有冠状动脉粥样硬化病史，患者存在心血管严重病变，3/4 粥样斑块有破溃出血继发形成血栓。

2. 身体状况 老年急性心肌梗死患者的症状与年轻者有较大差别，主要有以下特点。

（1）多无前驱症状 发热和感染（大多为呼吸道感染）是常见诱因。

（2）疼痛典型者较少 主要表现为无典型胸痛或仅自觉心前区隐痛、胸闷，亦有表现为下颌（牙）、颈部、上腹部疼或仅有一些非特异性的全身症状，如不明原因的呼吸困难、发绀、恶心呕吐或呃逆等。

（3）以其他症状为首发表现 如不明原因的突发呼吸困难、血压明显下降、全身倦怠、表情淡漠、意识障碍等，常掩盖心肌梗死本身的症状；亦常以心律失常、心力衰竭、休克为首发表现，应严密观察心电图和心肌标志物，以免延误诊断。

（4）并发症多，且严重 容易并发心律失常、心力衰竭和心源性休克等。

3. 心理社会功能 心肌梗死带来的濒死感会引起患者出现恐惧，家庭成员因缺乏疾病应对措施而产生紧张、手足无措等心理压力。

4. 辅助检查

（1）心电图 特征性改变为新出现 Q 波及 ST 段抬高和 ST－T 动态演变。

（2）心肌酶 肌酸激酶同工酶（CK－MB）及肌钙蛋白（T 或 I）升高是诊断急性心肌梗死的重要指标。可于发病 3～6 小时开始增高，CK－MB 于 3～4 天恢复正常，肌钙蛋白于 11～14 天恢复正常。

（3）其他 白细胞数增多，中性粒细胞数增多，嗜酸性粒细胞数减少或消失，血沉加快等。

三、护理诊断及合作性问题

1. 急性疼痛 胸痛。

2. 活动无耐力 与呼吸困难，意识障碍有关。

3. 恐惧 与担心疾病预后有关。

4. 潜在并发症 心源性休克。

四、护理措施

1. 一般护理

（1）休息与活动 发生心肌梗死时，应绝对卧床休息。缓解期应根据病情逐步提高活动量，避免过度紧张不敢活动，也应防止盲目乐观、操之过急。无并发症的患者一般可参照以下活动计划：心肌梗死后第 1～3 天，绝对卧床休息，进食、排便、洗漱、翻身等活动由护士协助完成；第 4～6 天，卧床休息，可进行肢体的被动或（和）主动活动，由床上坐位，逐渐过渡到坐在床边；第 1～2 周开始在床边、病室内走动，床边完成洗漱、进食等活动，以不感到劳累为限；以后视病情和患者对活动的反应，逐渐适当增加活动量和活动时间；第 3～4 周在严密观察下可试着进行上、下楼梯的活动，病情稳定者可出院休养。恢复正常生活一般至少需 3 个月时间。

（2）饮食与排便　宜食清淡、易消化食物，少吃多餐，禁烟酒，有高脂血症、糖尿病者需进食低脂、低胆固醇、低糖饮食，注意调节饮食，避免暴饮暴食。心肌梗死老年人由于卧床休息、消化功能减退、哌替啶或吗啡等止痛药的应用，使胃肠功能抑制，容易发生便秘；应避免过度用力或屏力，饮食宜选用易消化、含适量纤维素和维生素，避免辛辣等刺激性食物；可视情况服用缓泻剂，必要时便前肛内注入开塞露 1 支，以不让患者费力排便为原则。

2. 心理调适　心肌梗死患者，因病情可出现焦虑、恐惧甚至抑郁等心理反应，帮助患者减轻心理压力，以保持良好的心理状态，积极配合治疗。

3. 病情观察

（1）疼痛的观察　了解患者的主诉，注意观察疼痛的部位、性质、持续时间及伴随症状，区别心绞痛和心肌梗死所致的部位疼痛。通过严密监测心电图、心肌酶谱及血流动力学等，评估患者疼痛的性质、程度、持续时间、用药效果及不良反应。

（2）用药的观察　注意观察应用硝酸酯制剂等药物后的效果及不良反应，询问患者疼痛变化情况。静脉滴注硝酸甘油时，应注意控制速度和用量，以防发生反应性低血压；当因药物导致头面部血管扩张而出现用药后颜面潮红、头痛等症状时，应及时向患者解释，以消除其顾虑并嘱患者取平卧位。

（3）心电图监测　及时观察心绞痛发作时及发作后的心电图变化，对于疼痛发作不典型或疼痛频发、用药效果不佳的患者，需严密观察心电图变化，及时识别心律失常、心力衰竭及心源性休克等并发症的早期表现。

4. 心脏介入治疗的护理

（1）术前护理　①配合医生完成常规检查。②简要通俗地向患者解释诊治目的与过程，以解除患者不必要顾虑与紧张，取得患者积极配合。根据病情向患者家属介绍预后情况，使其对治疗后并发症有充分的思想准备，并协助医护人员照顾好患者。③详细询问并记录患者有无药物过敏史。做好造影剂、局部麻醉药的过敏试验。④做好穿刺部位的皮肤准备。⑤禁食 4 小时以上，术前 30 分钟肌内注射地西泮 10mg，由专人将患者及病历、X 射线片送至导管室。

（2）术后护理　①绝对卧床 6～12 小时，密切观察病情变化，心电监测 24 小时。②严密观察生命体征，30 分钟测血压 1 次，连续 6 次；每日观察体温 4 次，连续 3 天。③做好穿刺部位护理，静脉穿刺部位用沙袋压迫 2～4 小时，动脉穿刺部位沙袋压迫

4~6小时。观察伤口局部有无渗血，如渗血污染敷料，应及时更换并酌情加压包扎。观察穿刺侧肢体远端血运情况，如皮肤颜色、温度、感觉及动脉搏动。

5. 潜在并发症护理

（1）持续心电监护　一旦出现频发的（每分钟超过5次）、多源（形）性的、成对的RonT室性期前收缩，室性心动过速或严重的房室传导阻滞，应立即报告医生，按医嘱及时处理。

（2）严密监测病情　观察患者呼吸、心率、血压及肺部听诊情况，监测电解质和酸碱平衡状况；注意有无呼吸困难、尿少，双肺湿啰音等表现；识别早期心力衰竭症状，老年患者症状不典型，通常只表现为咳嗽、咳痰；一旦发生，立即报告医生，并协助紧急处理。

（3）保持大便通畅　遵医嘱预防性服用缓泻剂，每天观察和记录患者大便的情况，如2天未能排便，应及时使用开塞露。

（4）其他　病室内应备好除颤器、起搏器及各种急救药物和用品。

五、健康指导

1. 对患者进行健康知识宣教，积极配合治疗，定期复查；帮助患者制定合理活动计划，安排合理的生活方式。

2. 告知家属老年人发生心肌梗死后的再次发生梗死率高，病死率也高，预后与梗死面积大小、侧支循环的建立情况、治疗是否及时有关，指导患者家属积极配合治疗和护理，为患者创造良好的身心休养环境。

3. 遵医嘱服药并定期随访检查。

✎≣拓展阅读

心肌梗死的预防

1. 避免情绪激动　有些急性心肌梗死患者是由于紧张、激动、愤怒等不良情绪所诱发的，所以老年人在生活中需保持平和的心态是非常重要的，要学会控制情绪，保持心情愉悦。

2. 避免过度劳累　持续紧张的劳累、负重、过度体育运动都会使心脏的负荷明显增加，心肌耗氧量突然增加，对于已经发生冠状动脉硬化狭窄的冠心病患者来说，不能充分扩张会造成心肌短时间缺血，而缺血缺氧会引起动脉痉挛，加重心肌缺氧，严重者会导致急性心肌梗死的发作。所以生活中要做到劳逸结合，避免过度劳累。

3. 减少便秘发生　老年人常因生理性老化、活动量减少、药物的不良反应而发生便秘，因为便秘而用力屏气易导致心肌梗死，老年人要引起重视，多吃一些易消化的食物和富含膳食纤维的食物，少食多餐，保证大便的通畅。

4. 避免寒冷刺激 突然的寒冷刺激可引起血管收缩，可能引发急性心肌梗死；冠心病患者要注意防寒保暖。

5. 避免暴饮暴食 养成良好的饮食习惯，避免暴饮暴食。因进食大量高脂肪高热量的食物，导致血脂浓度骤然升高，血液黏度增加，血小板聚集，在冠状动脉狭窄的基础上再形成血栓，导致急性心肌梗死的发作。

老年人出现下列症状时要考虑到心肌梗死，需密切观察心电图及血清心肌酶谱的动态变化，以明确诊断。

（1）频繁出现胸部不适感，如胸闷。

（2）患有冠心病患者突然发生心动过速、心动过缓、呼吸困难、恶心呕吐、出冷汗、休克及心力衰竭者。

（3）患有高血压者血压突然降低而无原因可寻者。

（4）心电图显示 T 波明显倒置、ST 段明显压低，能排除其他疾病时，要考虑有无心内膜下心肌梗死。

第四节 老年脑血管疾病患者的护理

脑血管疾病是由各种病因使脑血管发生病变而导致急性脑血液循环障碍，临床上表现为一过性或永久性脑功能障碍的症状和体征。脑血管疾病是老年人常见病和多发病，病死率和致残率高。

脑血管疾病分类：①依据神经功能缺失时间分为短暂性脑缺血发作和脑卒中，发病时间不足24小时者称为短暂性脑缺血发作；超过24小时者称为脑卒中。②依据病理性质可分为缺血性脑卒中和出血性脑卒中，前者又称为脑梗死，包括脑血栓形成和脑栓塞，后者包括脑出血和蛛网膜下隙出血。

一、老年脑梗死患者的护理

老年脑梗死是指局部脑组织因供血障碍而发生的变性坏死，常表现为急性起病的局灶性神经功能障碍，主要包括脑血栓形成和脑栓塞两大类。其中脑动脉壁由于动脉粥样硬化或其他因素造成管腔狭窄，甚至闭塞而导致局灶脑梗死，称为脑血栓形成；由身体其他部位的栓子脱落，如颅外动脉壁的粥样硬化斑块脱落的血栓碎片或心脏附壁血栓脱落的碎片或心脏瓣膜的赘生物脱落，进入大脑血液循环循环，导致脑血管某一部位发生阻塞而形成局灶性脑梗死称为脑栓塞。

（一）护理评估

1. 病因 多数患者有动脉粥样硬化、动脉炎、血管痉挛、血液成分改变、主动脉弓及大血管动脉粥样硬化斑块脱落或肺静脉血栓栓塞病史。

2. 身体状况　老年人脑梗死的特点表现在以下方面。

（1）脑血栓形成　多发生于动脉粥样硬化者，伴有高血压、冠心病或糖尿病。最初可有头痛、头昏、肢体麻木、无力等，约有 1/4 的患者曾有短暂性脑缺血发作史。常在安静休息时发病，或睡眠中发生，于次晨起床时发现不能说话，一侧肢体瘫痪；病情通常在 1~2 天达到高峰，发病时一般神志清楚，不伴有意识障碍或仅有轻度意识障碍，生命体征一般无明显改变；神经系统体征因不同动脉阻塞表现各异，其中大脑中动脉闭塞最常见，可出现"三偏"症状：对侧偏瘫、偏身感觉障碍、同向偏盲。

（2）脑栓塞形成　发作急骤是脑栓塞的主要特征，多在活动中发病，无前驱症状，在数秒或很短的时间内临床症状达高峰；神经系统体征不典型；意识障碍和癫痫的发生率高，常见的症状为局限性抽搐、偏盲、偏瘫、偏身感觉障碍、失语等，严重者可突然昏迷、全身抽搐，因脑水肿或颅内出血，发生脑疝而死亡。

（3）无症状性脑梗死　多见部分老年患者因生理性老化，可不出现典型症状，以无症状性脑梗死多见，且并发症多。

3. 心理社会功能　因神经系统症状影响可能会引起老年人社交减少，出现孤独、悲观失望的心理，家庭成员缺乏疾病相关知识，而出现担忧和焦虑。

4. 辅助检查

（1）头颅 CT　梗死区为低密度影。

（2）核磁共振　对脑干及小脑梗死的诊断率高。

（3）数字减影血管造影　尤其适合老年人脑梗死的检查。

（4）经颅血管多普勒　血管狭窄引起的短暂脑缺血发作诊断有帮助。

（5）单光子发射 CT　可更早发现脑梗死、定量检测脑血流量和反映脑组织的病理生理变化。

（二）护理诊断及合作性问题

1. 躯体活动障碍　与偏瘫或肌张力增高有关。

2. 语言沟通障碍　与意识障碍或病变累及语言中枢有关。

3. 有外伤的危险　与癫痫发作、偏瘫、平衡力降低有关。

4. 潜在并发症　肺炎、泌尿系感染、消化道出血、压疮、失用综合征等。

（三）护理措施

1. 一般护理

（1）休息与运动　患者给予平卧位，以增加脑部血液供应，禁用冰袋等冷敷头部以免血管收缩、血流减少而加重病情；居住环境宜环境舒适、光线适宜、通风良好，避免刺激患者；间歇给氧、严密监护生命体征；待生命体征平稳后可给予被动运动，早期下床。

（2）饮食护理　给予低盐低脂饮食，如有吞咽困难、饮水呛咳时，可给予糊状流食或半流食，必要时给予鼻饲流质饮食。

（3）**生活护理** 协助卧床患者完成日常生活（如穿衣、洗漱、沐浴、大小便等），保持皮肤清洁干燥，及时更换衣服、床单，定时翻身，以免压疮发生；恢复期尽量要求患者独立完成生活自理活动，如鼓励患者用健侧手进食、洗漱等，以提升患者自我照顾的能力和信心，锻炼残存功能，恢复部分生活、工作能力；对有意识障碍和躁动不安的患者，应加护栏，以防坠床；对步行困难、步态不稳等运动障碍的患者，地面应保持干燥平整，走廊和卫生间等患者活动场所均应设置扶手以防跌倒。

2. 病情观察 密切观察病情变化，如患者再次出现偏瘫或原有症状加重等，应考虑是否为梗死灶扩大及合并颅内出血，立即报告医师。

3. 用药护理 护理人员应了解各类药物的作用、不良反应及注意事项。使用溶栓剂、抗凝剂和抗血小板聚集药时，应严格注意药物剂量，严密监测凝血时间和凝血酶原时间，观察是否有出血倾向，最严重的副作用是颅内出血，如果发现皮疹、皮下瘀斑、牙龈出血等情况应立即报告医师处理。

4. 康复护理 康复训练应尽早开始，伴有失语、偏瘫等神经系统症状的患者，语言从发音开始，运动功能训练要循序渐进、协调能力训练由近及远。

5. 心理护理 老年脑梗死患者，常常因偏瘫、失语、生活不能自理而产生自卑、焦虑的心理，甚至情绪消极、脾气暴躁，会加重病情，护理人员应主动关心患者，开导患者，同时嘱家属给予患者心理安慰和精神支持，树立患者战胜疾病的信心。

（四）健康指导

1. 知识宣教 向患者及家属介绍脑梗死基本知识，解释说明积极治疗原发病、去除诱因、养成良好的生活习惯，是防治脑梗死的重要方法；使患者及家属了解早期治疗的重要性和必要性，一旦发病立即就诊；针对偏瘫、失语的老年患者，教会家属及患康复训练的基本方法，积极进行被动和主动锻炼，以提升生活质量和工作能力。

2. 饮食指导 指导老年人建立有规律的饮食作息习惯，生活起居按时规律，克服不良嗜好，宜低盐、低脂、低胆固醇、高维生素饮食，戒烟限酒。

3. 适当锻炼 鼓励患者锻炼残存的能力，做力所能及的事，提高自理能力；根据病情，适当参加有氧运动，以促血液循环，如慢走、打太极等。

4. 安全指导 告知老年人晨间睡醒时不要急于起床，做到3个"10秒"，睡醒后10秒再坐起、坐起后10秒再站起、站起后10秒再走路，以防体位性低血压导致跌倒；体位变换时，动作要慢，转头不宜过猛；饭后不宜立即洗澡，洗澡时间不宜过长；洗澡和如厕时不锁门；外出时要防止摔倒；寒冷时，注意保暖，防止感冒。

二、老年脑出血患者的护理

脑出血是指原发性非外伤性脑实质内的出血，占全部脑卒中的10%～30%，病死率和致残率高，是影响老年人健康的最严重疾病之一。

老年脑出血患者，80%～90%有高血压病史，常冬春季易发。出血前多无预兆，少数有头昏、头痛、肢体麻木和口齿不清等前驱症状。多在活动和情绪激动、劳累、用力排便、寒冷刺激、饮酒过度时骤然起病。临床症状常在数分钟至数小时达到高峰，出现头痛、呕吐、意识障碍、偏瘫失语、大小便失禁等。呼吸深沉带有鼾声，重则呈潮式呼吸或不规则呼吸，脉搏缓慢有力，颜面潮红，全身大汗。

（一）护理评估

1. 病因

（1）内在因素　多数患者有基础疾病，80%~90%有高血压病史、动－静脉畸形等。

（2）外部因素　影响凝血功能的药物、肥胖、寒冷、大便用力、饮酒过度、情绪激动等。

2. 身体状况　老年脑出血患者的特点表现在神经功能缺失严重，意识障碍多见，癫痫发作率高；颅内压增高症状不典型；并发症多。临床症状体征因出血部位及出血量不同而异，常见临床类型如下。

（1）基底节区出血　包括壳核出血、丘脑出血和尾状核出血。其中壳核和丘脑是高血压性脑出血的两个最常见部位，因病变累及内囊典型病例可见三偏体征：病灶对侧偏瘫、对侧偏身感觉障碍和偏盲，双眼球向出血侧凝视，累及优势半球时出现失语。大量出血时，临床症状重，可出现意识障碍、脑疝甚至死亡。尾状核出血常无明显的偏瘫和意识障碍。

（2）脑叶出血　常出现头痛、呕吐、失语症、视野异常及脑膜刺激征，癫痫发作较常见，昏迷较少见。其中顶叶出血最常见，可见偏身感觉障碍、空间构象障碍。

（3）脑桥出血　小量出血表现交叉性瘫痪或共济失调性偏瘫，双眼向病灶凝视麻痹或核间性眼肌麻痹，无意识障碍，恢复较好。大量出血（血肿>5ml），常进第4脑室或背侧扩展至中脑，患者于数秒至数分钟内陷入昏迷、四肢瘫痪和去大脑强直发作，双侧瞳孔呈"针尖样"和固定于正中位，病情危急。

（4）小脑出血　起病突然，数分钟内出现头痛、眩晕、频繁呕吐，枕部剧烈头痛和平衡障碍等，但无肢体瘫痪。病初意识清楚或轻度意识模糊，轻症表现一侧肢体笨拙、行动不稳、共济失调、眼球震颤。大量出血可出现昏迷和脑干受压征象如周围性面神经麻痹、两眼凝视等。

3. 心理社会功能　因脑出血突然发病会引起患者出现恐惧，神经系统症状会造成患者出现自理能力下降产生自卑、无用感、社交减少及孤独感等。

4. 辅助检查

（1）CT检查　病灶多呈圆形或卵圆形均匀高密度区，边界清楚，脑室大量积血时多呈高密度铸型，脑室扩大。

（2）核磁共振（MRI）　对发现结构异常，脑干和小脑的出血灶和监测脑出血的演进过程优于CT扫描，对急性脑出血诊断不及CT。

（3）数字减影脑血管造影（DSA）　可检出脑动脉瘤，脑动静脉畸形，Moyamoya病和血管炎等。

（4）经颅多普勒超声（TCD） 检查当血肿＞25ml，TCD显示颅内血流动力学不对称改变，表示颅内压力不对称，搏动指数较平均血流速度更能反映颅内压力的不对称性。

（5）其他检查 包括血液生化、凝血功能，外周白细胞和尿素氮水平可暂时升高，凝血活酶时间和部分凝血活酶时间异常提示有凝血功能障碍。

（二）护理诊断及合作性问题

1. 急性意识障碍 与脑出血引起的大脑功能缺损有关。

2. 清理呼吸道无效 与意识障碍有关。

3. 潜在并发症 脑疝、上消化道出血、心肌梗死、肺部感染、压疮。

（三）护理措施

1. 一般护理

（1）休息与安全 急性期应绝对卧床休息，抬高床头15°～30°，以促进脑部静脉回流，减轻脑水肿；侧卧位，防止呕吐反流引起误吸；头置冰袋或冰帽，以减少脑细胞耗氧量；发病24～48小时内避免搬动，保持环境安静，严格限制探视，避免咳嗽和用力排便，进行各项护理操作，如翻身、吸痰、鼻饲、导尿等均需动作轻柔，以免加重出血；吸氧维持血氧饱和度在90%以上。

（2）饮食与排便 意识障碍、消化道出血者禁食24～48小时，发病3天后，如不能进食者，鼻饲流质，以保证营养供给。卧床期间保持大小便通畅。便秘者可用缓泻剂，排便时避免屏气用力，以免颅内压增高。尿潴留者，应及时导尿，做好护理，防止泌尿系统感染。

（3）生活护理 同老年脑梗死患者护理。

2. 病情观察

（1）脑疝的观察 脑疝是脑出血的主要死亡原因之一，因此应严密观察神志，瞳孔和生命体征的变化。如发现烦躁不安、呕吐频繁、意识障碍进行性加重、两侧瞳孔大小不等、血压进行性升高、脉搏加快呼吸不规等脑疝前驱症状时，应立即报告医生，并迅速降低颅内压。①建立静脉通路，按医嘱快速静脉滴注20%甘露醇250ml；②清除呕吐物和口鼻分泌物，保持呼吸道通畅；③备好气管切开包和脑室引流包；④避免引起颅内压增高的各种因素（剧烈咳嗽、打喷嚏、躁动、用力排便、大量输液等）。

（2）上消化道出血的观察 急性期还应注意观察患者有无呕血便血，及时发现有无发生消化道出血。每次鼻饲前要抽吸胃液，若胃液呈咖啡色或患者大便黑色，应立即协助医师处理。

3. 用药护理

（1）遵医嘱 快速给予降低颅内压药物甘露醇应在15～30分钟内滴完，注意防止药液外渗，注意尿量与电解质的变化，尤其应注意有无低血钾发生。

（2）降压药 收缩压在140mmHg以内或舒张压在105mmHg以内可观察而不使用

降压药；血压不能降得太低，降压速度不可太快，以免引起脑灌注量不足。

4. 康复护理 神经系统症状稳定 48～72 小时后，患者即应开始早期康复训练，包括肢体功能康复训练、语言功能康复训练等。

5. 心理护理

（1）老年脑出血患者急性期后常因肢体功能障碍和语言功能障碍而易产生烦躁、焦虑、抑郁情绪，影响治疗、护理及患者的生活质量，应鼓励患者及家属增强信心，消除不良心理反应。

（2）向患者及家属说明早期锻炼的重要性，告诉患者坚持功能锻炼，许多症状体征可在 1～3 年内逐渐改善，避免因心理压力而影响脑力功能的恢复。

（四）健康指导

1. 避免诱发因素 避免情绪激动和不良刺激，勿用力大便。生活规律，保证充足睡眠，适当锻炼，劳逸结合。

2. 饮食指导 饮食以清淡为主，多吃蔬菜和水果，戒烟限酒。

3. 积极治原发病 如高血压病、糖尿病、心脏病等；按医嘱服药，将血压控制在合理范围以防脑出血复发。

4. 坚持康复训练 教会家属有关护理和康复锻炼方法，尽量使患者做到生活自理，康复训练时应循序渐进，持之以恒，避免急于求成。

第五节 老年慢性阻塞性肺疾病患者的护理

慢性阻塞性肺疾病（chronic obstructive pulmonary disease，COPD）是一组以持续气流受限为特征的疾病，其气流受限多呈进行性发展，主要包括慢性支气管炎和阻塞性肺气肿，是老年人常见病、多发病，且随着年龄增长而增多。慢性支气管炎是指气管、支气管黏膜及其周围组织的慢性非特异性炎症。慢性阻塞性肺气肿是指终末细支气管远端的气道弹性减退气道异常扩大，同时伴有气道壁破坏的病理状态。随着年龄的增长，COPD 患病率呈明显的增加趋势，病死率较高，严重影响了老年人的劳动能力和生活质量。我国 40 岁以上人群的 COPD 患病率为 8.2%。

COPD 的主要症状有咳嗽、咳痰、伴或不伴喘息，逐渐加重的呼吸困难，后者是 COPD 的标志性症状，急性期可表现为发热、咳嗽、咳脓性或黏液性痰等。查体可见典型肺气肿的体征，如桶状胸、语颤减弱、两肺呼吸音减弱及呼气延长，叩诊呈过清音等。

一、护理评估

1. 病因

（1）外部因素 吸烟、感染、过敏、污染。

（2）内在因素 老年人多存在支气管功能减退、肺部老化、自主神经功能失调等。

2. 身体状况 老年COPD具有以下特点。

（1）临床表现不典型 老年人由于生理性老化，机体反应能力差，典型症状弱化或缺如。急性发作期咳嗽、喘息不明显，体温不升，而表现为厌食、胸闷、少尿、精神萎靡、面色发绀、呼吸音减弱。

（2）呼吸困难更突出 老年人随着气道阻力的增加，呼吸功能发展为失代偿，轻度活动时甚至静态时即有胸闷、气促发作等呼吸困难表现（表6-2）。

表6-2 mMRC问卷

mMRC分级	mMRC评估呼吸困难症状
0级	剧烈活动时出现呼吸困难
1级	平地快步行走或爬缓坡时出现呼吸困难
2级	由于呼吸困难，平地行走时比同龄人慢或者需要停下来休息
3级	平地行走100米左右或数分钟后需要停下喘气
4级	因严重呼吸困难而不能离开家，或在穿、脱衣服时出现呼吸困难

（3）易反复感染，并发症多 老年人气道屏障功能下降、免疫功能减退、体质下降，易出现反复感染；且慢性肺源性心脏病、电解质紊乱，呼吸性酸中毒，肺性脑病、休克、DIC等并发症的发生率增高。

3. 心理社会功能 因COPD病情持续，患者可出现对疾病治疗失去信心，呼吸困难症状导致患者出现恐惧，家庭成员因知识缺乏会出现紧张和应对无效等。

4. 辅助检查

（1）肺功能检查 肺功能检查是判断气流受限的主要客观指标。

（2）影像学检查 COPD早期胸片可无变化，以后可出现肺纹理增粗、紊乱等非特异性改变，也可出现肺气肿改变。

（3）血气分析 确定发生低氧血症、高碳酸血症及酸碱平衡紊乱，有助于提示当前病情的严重程度。

二、护理诊断及合作性问题

1. 气体交换受损 与呼吸困难有关。

2. 清理呼吸道无效 与痰液黏稠不易咳出有关。

3. 焦虑 与担心疾病预后有关。

4. 潜在并发症 感染、肺性脑病、休克、DIC。

三、护理措施

1. 一般护理

（1）休息与活动 老年人居住环境宜整洁安静，通风良好，温湿度适宜，避免光线刺激。根据病情制定合理的运动计划，如散步、太极拳、体操等，并做好安全防护。

（2）饮食护理　根据老年人的病情、饮食习惯等，调整饮食，给予高蛋白、高热量、高维生素、易消化的流质或半流质饮食，少食辛辣刺激、油腻、易致过敏的食物。改善机体营养状况，提高机体免疫力，多喝水，有助于稀释痰液。

2. 症状护理

（1）氧疗护理观察　患者呼吸情况（频率、深度、节律变化）对呼吸困难伴低氧血症者，给予鼻导管低流量持续给氧，氧流量 $1\sim2L/min$（氧浓度 $25\%\sim29\%$），每天的吸氧时间在 15 小时以上，改善组织缺氧。

（2）保持呼吸道通畅　①病情观察：观察咳痰的情况（痰液性状、黏稠度、痰量），是否有刺激性干咳及诱发因素，正确采取痰标本并送检。②有效排痰：鼓励老年人多饮水，协助其翻身、拍背，酌情采取胸部叩击、体位引流等，以保持气道通畅。伴有严重心血管疾病或体弱的老年人应禁止体位引流。

（3）呼吸功能锻炼指导　老年人进行腹式呼吸和缩唇呼吸，以有效加强膈肌运动，提高通气量，减少耗氧量，改善呼吸功能，减轻呼吸困难，增加活动耐力。

3. 用药护理

（1）合理选择药物　针对老年患者，根据药物敏感试验合理选用抗生素，用药宜充分，疗程应稍长。对痰液多，无力咳者，以祛痰为主，遵医嘱使用祛痰剂。

（2）注意观察药物疗效和不良反应　①肾功能减退应慎用氨基糖苷类抗生素；②氨茶碱类有恶心，呕吐等胃肠道不良反应；③抗胆碱药可有口干，口苦的反应；④大剂量 β_2 肾上腺素受体兴奋剂可引起心动过速、心律失常，长期使用可发生肌肉震颤；⑤糖皮质激素可引起老年人高血压、白内障、糖尿病、骨质疏松及继发感染等。

4. 心理护理

（1）老年人由于长时间呼吸困难，容易丧失信心，多有焦虑、抑郁等心理障碍，护士应做好老年人、家属心理疏导，引导老年人适应慢性疾病，并以积极的心态对待疾病。

（2）指导老年人与人互动的技巧、鼓励老年人参加各种团体活动、发展个人的社交网络等缓解心理压力。

四、健康指导

向老年人及家属宣传防病知识，提高保健意识。指导老年人及家属改善家居环境卫生、减少烟雾、粉尘和刺激性气体的吸入。鼓励老年人在缓解期坚持耐寒锻炼，提高机体抵抗力。教育与督促老年人戒烟。教会老年人自我控制病情的技巧和康复训练，骨骼肌运动训练和呼吸肌运动训练如腹式呼吸及缩唇呼吸锻炼等。

第六节　老年糖尿病患者的护理

糖尿病是由于体内胰岛素分泌不足或胰岛素作用障碍，引起内分泌失调，从而导致物质代谢紊乱，出现高血糖、高血脂，蛋白质、水与电解质等紊乱的一种内分泌代谢性疾病。

老年糖尿病是指 60 岁以后发病或 60 岁以前发病而延续至 60 岁以后的糖尿病，是老年人常见的疾病，其发病率有逐年增高的趋势。老年糖尿病的发生除遗传和环境因素外，还有生理性老化原因：随着年龄的增长，老年人体内胰岛细胞逐渐减少，胰岛素释放延迟，糖耐量减低；老年人靶细胞上胰岛素受体数目减少，组织对胰岛素的敏感性降低，肌肉组织对糖的利用减少；老年人胰高血糖素分泌增加；老年人生活方式改变，如进食过多、运动不足、体重增加、吸烟等，也对糖尿病的产生有重要影响。

一、护理评估

1. 病因　了解患者是否有家族糖尿病病史；生活方式是否有进食过多、运动不足等情况。

（1）遗传　多数患者有家族遗传史。

（2）生活方式　进食过多、运动不足。

（3）生理性老化　年龄增加影响空腹和餐后 2 小时血糖基础值、衰老使得胰岛素作用活性下降。

2. 身体状况　老年糖尿病有以下临床特点。

（1）2 型糖尿病为主　糖尿病可分为 1 型糖尿病、2 型糖尿病、妊娠糖尿病和其他类型糖尿病，老年糖尿病 95% 以上是 2 型糖尿病。

（2）起病隐匿且症状不典型　糖尿病的典型表现是"三多一少"，即多尿、多饮、多食、体重减少。但老年糖尿病症状不典型或缺如，仅有 15% 老年患者有多饮、多尿、多食及体重减轻的症状，多数患者是在体检或治疗其他病时发现有糖尿病。老年糖尿病有时空腹血糖并不高且尿糖阳性率低，但餐后 2 小时血糖较高，故需做餐后 2 小时血糖或葡萄糖耐量试验才能诊断。

（3）并发症多，多种老年疾病并存　老年糖尿病患者，常以并发症或者并存疾病为首发症状而就诊，如高血压、高血脂、冠心病、脑卒中、糖尿病肾脏病变、糖尿病视网膜病变、各系统的感染等。此外，老年糖尿病患者更易发生高渗性非酮症糖尿病昏迷和乳酸性酸中毒。

（4）易发生低血糖　老年人因自身保健能力及服药依从性差，可使血糖控制不良或用药不当，易引起低血糖的发生。

3. 心理社会功能　患者在疾病早期可能因对疾病了解较少，不配合治疗造成血糖控制不佳，从而失去疾病治疗的信心，家庭成员因缺乏疾病相关知识或无法协助患者控制病情而焦虑。

4. 辅助检查

（1）血糖 老年人生理状态下糖耐量降低，餐后两小时血糖增高明显，因此，对老年人必须重视餐后 2 小时血糖的测定。

（2）尿糖 可作为诊断和评价糖尿病的参考，老年人肾动脉硬化，使肾小球滤过率低，尿糖的阳性率低。老年人应以血糖作为诊断和评价糖尿病的标准。

（3）胰岛素和胰岛素释放试验 多存在胰岛素功能低下和胰岛素抵抗。

（4）糖化血红蛋白 老年患者糖化血红蛋白特异性高，但敏感性差，可作为诊治糖尿病的参考指标。

二、护理诊断及合作性问题

1. 营养失调 低于机体需要量。

2. 潜在并发症 低血糖、高渗性昏迷。

糖尿病的治疗原则是控制高血糖、纠正代谢紊乱、防治并发症、提高生活质量。治疗应早期、长期、综合治疗、个体化治疗。综合治疗包括饮食疗法、运动疗法、血糖监测、应用降糖药物或胰岛素。饮食疗法和运动疗法是治疗糖尿病基础措施，应长期坚持。

三、护理措施

1. 饮食护理 饮食疗法是糖尿病的基础治疗方法，其目的就是根据患者的具体情况，使食谱中总热量和食物结构合理，控制体重在理想范围内。

（1）计算每日所需总热量 以维持标准体重为原则，标准体重（kg）＝身高（cm）－105。每日所需总热量＝标准体重×每千克体重所需的热量（每千克体重所需的热量根据体型和劳动强度而定）。成人休息状态下每日每千克标准体重所需热量 25 ~ 30kcal，轻体力劳动 30 ~ 35kcal，中度体力劳动 35 ~ 40kcal，重体力劳动 40 ~ 45kcal。老年人基础代谢低，可按每千克体重 25 ~ 30kcal 计算。轻度肥胖者取下限值，中度以上肥胖者取下限值外再减 5kcal，消瘦者上限加 5kcal。

（2）平衡饮食按标准 体重每日所需的总热量进行分配，糖类占总热量的 50% ~ 60%；蛋白质占总热量的 15% ~ 20%；脂肪占总热量的 20% ~ 25%。

（3）合理分配 老年糖尿病患者易发生低血糖，所以尽量少食多餐，可将总热量按一日 3 ~ 6 餐分配。

2. 合理运动 适当的运动有助于肌肉对糖的利用，提高胰岛素的敏感性，使老年患者体内糖代谢紊乱得到改善。应进行长期有规律的体育锻炼，如步行、慢跑、健身操、太极拳及家务劳动等，提倡餐后 15 ~ 20 分钟进行轻中体力有氧运动，在活动中注意预防低血糖反应，随身携带甜点、糖果及病情卡。

3. 用药护理

（1）黄脲类 ①第一代药物氯磺丙脲因不良反应多、作用时间持久不宜用于老年患者；②第二代药物格列吡嗪适用于老年糖尿病并发轻度肾功能不全者；③新一代药物格列苯脲在减少心血管反应方面有优势。

（2）双胍类　适用于体型肥胖的 2 型糖尿病的老年患者。用药过程中注意观察有无胃肠道反应，尤其是腹泻的发生率可达 30% 。

（3）噻唑烷二酮类　此类药物是一种胰岛素增敏剂，且不宜引起老年患者低血糖的发生，同时还能降低患者体内血脂、糖化血红蛋白。可单用，或与双胍类、磺脲类、胰岛素联合应用，与胰岛素合用可减少胰岛素的用量。

（4）α 葡萄糖苷酶抑制剂　该药适用于老年糖尿病患者，单独使用不易产生低血糖，且通过降低餐后高血糖使胰岛素的需要量降低。主要副反应为肠胀气，伴有肠道感染者不宜使用。选择口服降糖药时，应注意以下几个方面：①安全第一；②注意个体差异；③小剂量，联合用药；④注意脏器功能的保护；⑤避免严重低血糖反应和药物不良反应；⑥遵医嘱掌握正确的用药方法。

（5）胰岛素　对老年糖尿病患者主张积极、尽早应用胰岛素，推荐白天给予口服降糖药，睡前注射胰岛素。针对老年患者，适宜选择单一剂型，以防老年人自己配制混合胰岛素容易出错。老年人易发生低血糖，加用胰岛素时，应从小剂量开始。血糖控制不可过分严格，空腹血糖宜控制在 9mmol/L 以下，餐后 2 小时血糖在 12.2mmol/L 以下即可。

4. 心理护理　老年糖尿病患者，常因依从性差而导致血糖控制不佳和并发症。患者会对治疗失去信心，产生焦虑、抑郁的心理。护理人员应理解和关心患者，告诉患者及家属糖尿病通过综合治疗，能和正常人一样生活和长寿，帮助患者消除不良心理，树立战胜疾病的信心，积极配合治疗。

5. 并发症护理

（1）低血糖反应　老年人易发生低血糖反应，当血糖低于 2.8mmol/L 时，即有头痛、头昏、心悸、多汗、饥饿感、四肢无力等表现，若低血糖持续较久或继续下降，会有神志改变甚至昏迷。告知老年人一旦发生低血糖，应立即口服 15 ~ 20g 糖类食品或静脉推注 50% 的葡萄糖液 20ml；15 分钟后复测血糖一次。如血糖≤3.9mmol/L 再给予 15g 葡萄糖口服。低血糖纠正后应及时查找原因，调整用药方案，加强自我监测。

（2）糖尿病足　糖尿病足的护理关键是预防皮肤损伤和感染。告知患者选择合适的鞋子，穿着平整、宽松的棉袜。每日进行皮肤的清洁，注意防止皮肤破损，勤修指甲。如有皮肤破损、破溃或感染时及时处理，教会老年人及家属皮肤破损的护理方法，并加强观察破损皮肤，必要时去医院就诊。

四、健康指导

1. 健康教育　老年人理解力差、记忆力减退，应注意用通俗易懂的语言、耐心细致地向老年人及家属讲解糖尿病的病因、临床表现、治疗和护理等。

2. 日常生活指导　糖尿病作为一种慢性病，增强老年人及家属的自我护理能力是提高生活质量的关键，包括饮食与运动疗法的原则和方法、足部护理的方法和技巧。指导老年人缓解精神压力，保持平和心态。

3. 用药指导 向老年人及家属详细讲解口服降糖药的种类、剂量、给药时间和方法，教会观察药物的不良反应。使用胰岛素者，应配合各种教学辅助工具，教会老年人及家属正确的注射方法。

4. 指导老年人及家属掌握血糖监测时间及方法

（1）在下列情况下需要检测血糖 需要改变饮食计划、运动方案或调整药物时；血糖控制不稳定；手术前后；合并或并发其他疾病，如感染、心肌梗死、脑卒中等。

（2）监测血糖时间 如果血糖较为稳定，每周测量一次，测定时间为早餐前半小时、早餐后2小时，共2次。如果血糖不稳定，应增加监测次数。正确记录血糖值，以备就诊时供医生参考，及时调整治疗方案，以确保血糖控制在目标范围内。

（3）学会使用血糖仪监测血糖方法 用乙醇棉球消毒手指指腹，待干，用采血针采血，将充足的一滴血滴在试纸的测试薄膜上，等待血糖仪的读数，测得血糖值。

（4）指导老年人随身携带患者识别卡，以便发生意外时及时处理。

第七节 老年人骨质疏松症的护理

一、概述

骨质疏松症（osteoporosis，OP）是以骨量减少、骨组织细微结构破坏，以致骨的脆性增高及骨折危险性增加的一种全身性骨骼疾病。老年人骨质疏松主要是骨密度的改变，而不是骨结构的化学成分的改变，老年骨质疏松症属于原发性骨质疏松症Ⅱ型。在我国老年患者中，女性发病率是男性的2倍以上，根据世界卫生组织预计2050年我国骨质疏松症患者将激增至2亿多人，占人口的13.2%。老年人骨质疏松常见的病因有以下几点。

1. 性激素减少 是导致骨质松的重要原因之一：男性睾丸、女性卵巢萎缩，功能低下，性激素（尤其是雌激素）分泌下降，影响成骨细胞生长，并抑制破骨细胞对钙的吸收。

2. 降钙素及甲状旁腺素的分泌失调 致使代谢紊乱：甲状旁腺素能够提高破骨细胞与成骨细胞的数量和活性，而降钙素由甲状旁腺C细胞分泌，其主要生理功能为抑制破骨细胞活性。当两者分泌失调会影响骨质的更新。

3. 消化系统生理性老化 老年人由于牙齿脱落及消化功能降低，进食少，吸收差，致使蛋白质、钙、磷维生素及微量元素摄入不足和营养不良，特别是维生素D缺乏，使患者体内钙、磷比例失调，导致骨的形成减少。

4. 运动量减少 会导致骨质疏松：运动能够刺激骨改进循环，而老年人喜闲居室内，缺少活动特别是户外活动。

5. 不良的饮食习惯 如吸烟、喝咖啡、多食巧克力及摄盐过多等。

二、护理评估

1. 病史 随着老年人年龄增长，骨重建处于负平衡状态。

（1）遗传因素 多数患者有家族遗传病史。

（2）性激素 随着年龄增大，男性睾丸萎缩，女性卵巢萎缩，性激素机能减退，激素水平下降。

（3）甲状旁腺素和细胞因子 随着年龄增加，老年患者体内甲状旁腺素逐年增高，骨髓细胞的护骨素表达能力下降。

（4）营养成分 老年人由于摄入不足，体内的钙、维生素 D、微量元素等缺乏。

（5）生活方式 老年患者由于基础疾病导致长期卧床及活动过少；吸烟、酗酒，高蛋白、高盐饮食，大量饮用咖啡，光照减少。

2. 身体状况 老年人骨质松症的特点主要表现在以下方面。

（1）骨痛和肌无力出现较早 骨痛是骨质疏松症最常见、出现最早的症状，以腰背部疼痛多见。疼痛原因是骨吸收过程中骨小梁破坏、消失和骨膜下骨皮质吸收均会引起疼痛，其特征是无固定部位，疼痛多在清晨、睡醒时加重，直立时后伸或久立、久坐时疼痛加剧，弯腰、咳嗽、用力大便时加重。

（2）身长缩短、畸形脊椎 椎体由骨松质组成且负荷量过大，尤其在胸腰段易受压变形，使脊柱前倾，形成驼背，随着年龄增长，骨质疏松加重，驼背曲度加大，老年人骨质疏松时椎体压缩，每节椎体可压缩 2mm 左右，身长平均可缩短 3~6cm。

（3）骨折 是老年骨质疏松患者最常见和最严重的并发症，常因轻微外伤或跌倒而诱发。多见于脊柱、髋部和前臂骨折。

（4）呼吸功能下降 胸腰椎压缩性骨折导致后弯、畸形，使肺活量和最大换气量减少，老年患者出现胸闷、气短、呼吸困难、发绀等症状。

3. 心理社会功能 因骨痛带来的持续性疼痛，患者可能产生焦虑和恐惧；后期身长缩短、畸形、骨折导致形象紊乱、自理能力下降易引起患者出现自卑、无望感。

4. 辅助检查

（1）生化检查 骨钙素是骨更新的敏感指标，可出现轻度升高；尿羟赖氨酸糖苷是骨吸收的敏感指标，可升高；血清镁、尿镁则出现下降。

（2）X 射线检查 X 射线可显示患者的皮质变薄、骨小梁减少变细，骨密度减低、透明度加大，晚期出现骨变形及骨折。

（3）骨密度检查 低于同性别峰值量的 2.5 个标准差以上，即为骨质疏松症。

三、护理诊断及合作性问题

1. 慢性疼痛 与骨质疏松、骨折及肌肉疲劳、痉挛有关。

2. 躯体活动障碍 与骨痛、骨折引起的活动受限有关。

3. 潜在并发症 骨折。

4. 情境性自尊低下 与椎体压缩引起的身长缩短或驼背有关。

四、护理措施

1. 一般护理

（1）安全护理 骨折是骨质疏松症最常见也是最严重的并发症，应提前预防跌倒，为老年人提供安全的生活环境，如地面平整、干燥、灯光明暗合适、过道无障碍物等，卫生间安装扶手，必要时可使用助步器，同时嘱咐老年人改变体位动作宜缓慢。

（2）饮食护理 低盐、低脂、高蛋白、高维生素饮食，鼓励老年人摄入富含钙的食物，如奶类、鱼虾类、豆制品等；富含维生素 D 的食物有动物肝脏、蛋黄、鱼类等。老年人因缺乏日照及摄入少、吸收差常有维生素 D 缺乏，故每天应补充 400～800IU（10～20μg）。增加新鲜蔬果的摄入，因其含有丰富维生素 C，有助于骨骼健康；戒烟限酒，避免咖啡因过多摄入。

（3）休息与活动 根据老年人的身体状况，制订活动计划。①对有活动能力的老年人建议每天进行适当的户外活动，如散步、太极拳、慢跑等，以增加和保持骨量，增加皮肤日照以利于活性维生素 D 的合成；②对因疼痛而活动受限的老年人，维持关节的功能位或每天进行关节的锻炼，同时进行肌肉的等长、等张收缩训练，保持肌肉张力；③对因骨折进行固定或牵引的老年人，尽量保持健肢的活动，患肢可做被动肌肉训练。

2. 用药护理

（1）钙剂 最好在餐前后两小时服用，并增加饮水量，以减少结石形成；不可与绿叶蔬菜一起服用；同时服用维生素 D 有利于钙的吸收。

（2）二磷酸盐类 服药期间不可服用钙剂，停药期间可给予钙剂或维生素 D 制剂。此类药物口服引起食管病变，为减少对食管的刺激，建议晨起空腹时以 200ml 以上温开水送服，服药后半小时内不能进食、喝饮料、不能平卧，宜采取坐位或站位。

（3）降钙素 抑制骨吸收，缓解骨痛，应注意观察有无低血钙和甲状腺功能亢进的表现，如食欲减退。

（4）激素 必须在医师指导下服用，剂量要准确，服用雌激素应严密监测子宫内膜增殖变化，定期进行妇科和乳腺检查，防止肿瘤和心血管疾病的发生，如出现阴道出血应立即就医。

3. 对症护理

（1）疼痛护理 宜选择加薄垫的木板或硬棕床，仰卧时头不可过高，腰下垫一薄枕，以放松腰背部肌肉群；对于疼痛部位可给予湿热敷按摩等方法，促进肌肉松地，缓解疼痛；对于疼痛严重者可遵医嘱使用镇痛剂等。

（2）预防并发症 预防骨折，对已发生骨折的老年人，应适当侧身并保护和按摩受压部位。鼓励老年人深呼吸和有效咳嗽，做被动和主动的关节活动训练。

4. 心理护理　由于疼痛，不敢活动，老年人常表现烦躁、焦虑、不适应，鼓励老年人与他人沟通交谈，表达内心的感受；鼓励参加社交活动；积极协助患者及家属适应其角色，帮助其树立战胜疾病的信心，积极配合治疗。

五、健康指导

1. 健康教育　告知老年人及家属，疾病相关知识。骨质疏松症的预防比治疗更重要，应从运动、饮食、用药方面入手，减少或消除导致骨质疏松的危险因素。

2. 运动锻炼　增加户外活动，鼓励多晒太阳，促进钙的有效吸收。选择适合自己的活动项目（如散步、慢跑、打太极李、健身操等），活动中要注意安全防止跌倒。

3. 合理饮食　选择富含钙及维生素 D 的食物，戒烟限酒少喝咖啡和浓茶。

4. 用药指导　指导老年人选择吸收较好的、适合老年人的钙剂及维生素 D，明确服药时间、剂量、疗程。教会合并其他慢性病的老年人观察药物的不良反应，尽量避免使用对骨质疏松防治不利的药物。

第八节　老年痛风患者的护理

痛风是由于遗传性和获得性尿酸生成过多或排泄减少引起的一组慢性代谢性疾病。痛风多见于肥胖的中老年男性和绝经期后妇女，男性占95%，5%～25%发病者可有家族史。痛风的发生取决于血尿酸的浓度和在体液中的溶解度。正常人每天尿酸生成量较为恒定，如果过多摄入含嘌呤的食物，食物中嘌呤分解产生的尿酸，则总量超过肾脏的排泄能力，可致血尿酸升高。当尿酸生成不增加，但有肾脏排泄障碍时，同样可造成尿酸蓄积。即使有高尿酸血症，合并尿酸性结石也不能称之为痛风。高尿酸血症只有10%～20%发生痛风。发病前常有漫长的高尿酸血症期，此期可长达数年至数十年。

一、护理评估

1. 病因

（1）内在因素　患者有高血压、糖尿病等基础疾病，使肾脏排泄尿酸减少。

（2）外在因素　超重、高嘌呤饮食、饮酒、药物影响（如噻嗪类利尿剂）等。

2. 身体状况　老年人痛风疾病高发，多有前驱症状，常表现为游走性关节疼痛、低热、乏力、皮肤潮红、瘙痒等症状，具体有以下特点。

（1）老年女性发病受性激素影响　生育期的妇女血液中的尿酸浓度明显低于同龄男性，因此发生痛风者比较少见。围绝经期后，性激素分泌减少，痛风发病者明显增多。

（2）发病部位和症状不典型　老年患者常表现为多关节受累，如踝关节、腕关节、膝关节、指关节均可受累，甚至有些患者仅有肌肉酸痛。因此，常常被误诊为风湿、类风湿。

（3）常合并多种慢性疾病 特别是慢性心血管疾病，如高血压病、动脉粥样硬化、糖尿病和不同程度肾功能不全等。这些慢性病会不同程度地损伤肾脏，影响肾脏排泄尿酸的能力；治疗这些慢性病的一些药物能够抑制肾脏排泄尿酸，从而加重高尿酸血症，如阿司匹林、噻嗪类利尿剂等。

（4）老年人剧痛表现少 老年患者动脉硬化导致肢端血运不畅，痛风关节炎表现为关节持续红肿，此外，由于生理性老化、敏感性降低，老年痛阈升高，较少见强烈的关节剧痛，以钝痛的慢性关节炎多见。

3. 心理社会功能 长期关节疼痛易引起患者焦虑和抑郁，家属缺乏疾病相关知识易产生担忧心理。

4. 辅助检查

（1）血清尿酸测定 血尿酸 >6.0 mg/dl（360μmol/L）。

（2）X射线检查 在急性关节炎时可见关节软组织肿胀，慢性关节炎可见关节间隙狭窄，关节面不规则，典型者可见骨质呈凿样缺损。

二、护理诊断及合作性问题

1. 体温过高 与关节炎性反应有关。

2. 疼痛 关节疼痛，肌肉酸痛。

3. 活动无耐力 与关节受累，活动受限有关。

三、护理措施

1. 一般护理

（1）休息与运动 注意休息，避免劳累。根据老年患者痛风的具体情况，帮助调整合理的运动形式和强度，注意观察运动的效果。急性关节炎期应嘱咐老年人绝对卧床休息，抬高患肢，避免负重。

（2）饮食护理 坚持低嘌呤（或无嘌呤）、低热量、低脂肪、低盐、高水分饮食，四低一高膳食原则。①控制嘌呤摄入，正常人嘌呤摄取量为600~1000mg/d。急性期每天摄入的嘌呤量应限制在150mg/d，慢性期每天摄入的嘌呤量应限制在600mg/d。肉类每天不超过100g，应煮沸弃汤后食用。避免含嘌呤高的食物，如动物内脏、沙丁鱼、凤尾鱼、蛤蜊、浓肉汤、浓鸡汤及鱼汤等；②低热量饮食，老年人蛋白质饮食每天控制在1g/kg体重，糖类占总热量50%~60%，以消除超重或肥胖；③低脂、低盐饮食，老年人脂肪摄入过多可使尿酸排泄减少，钠摄入过多后尿钠增加，在肾内与尿酸结合为尿酸钠，尿酸钠沉积在肾脏；④多饮水，无禁忌老年痛风患者24小时尿量在2000ml以上，有利于尿酸排出，防止结石形成。严格戒酒，特别是啤酒，少饮浓茶和咖啡。适当限制蛋白质的摄入，以减轻肾脏排泄蛋白质代谢产物的负担。

2. 用药护理 遵医嘱指导老年人合理使用降尿酸药物，为降低药物对老年人的不良影响，应从最小有效剂量使用。对高尿酸血而无痛风者，可根据其类型酌情使用尿酸合成抑制药或（和）促进尿酸排泄药。避免促进尿酸盐形成结晶的诱因，尿液pH6.0以下时服用碱性药物，可在睡前加服乙酰唑胺250ml，保持尿液碱性，防止结石形成。疼痛期尽量避免使用阿司匹林，因可加重高尿酸血症。不宜使用抑制尿酸排泄的药物，如利尿药。

3. 心理护理 疾病反复发作，症状持续延长，且受累关节增多，患者易出现悲观失望、焦虑抑郁等心理反应，甚至对生活失去信心，可采用安慰、解释、鼓励等方法，鼓励患者参加集体娱乐活动，调动积极性，从而增强战胜疾病的信心，以利于康复。

四、健康指导

向老年人和家属宣传痛风相关知识，使患者及家属学习疾病防治和护理知识。注意调整饮食，坚持四低一高膳食原则，戒烟、戒酒、避免酸性食物及刺激性食品。多饮水，增加尿酸的排泄，每日最好饮水2000ml以上。合理安排休息与活动，避免过度紧张、疲劳、焦虑诱发痛风。劳逸结合，不要长时间进行重体力工作，经常改变姿势，保持受累关节舒适，避免过度。指导老年人遵医服药，判断药物的不良反应。平时多用手检查耳轮及手足小关节处，以便发现痛风石。监督定期门诊随访，并复查血尿酸，做好病情的监测工作。

第九节 老年退行性骨关节病患者的护理

退行性骨关节病（degenerative osteoarthritis），又称骨关节炎、骨关节病或肥大性关节炎。是由于骨关节退行性变，引起关节软骨完整性被破坏，导致关节症状和体征的一组慢性退行性关节疾病。比较好发于人体大关节，如髋关节、膝关节等。临床表现主要为关节疼痛、关节畸形、活动障碍等。流行病特点表现为60岁人群比40岁人群患病率高出一倍，致残率高达53%。

一、护理评估

1. 病史

（1）易感因素 先天性畸形、遗传、免疫、生理性老化、肥胖、性激素、吸烟。

（2）机械因素 长期不良姿势、反复使用关节、创伤、关节面后天性不平衡。

2. 身体状况 本病好发于50岁以上中老年人，以60岁以上的老年人居多，且大多数患病老年人都有骨关节炎，女性好发于男性。

（1）关节疼痛 是本病的典型症状，多在晨起发生，过度活动、体力劳动、受累后疼痛加剧，一般休息后可缓解。

（2）关节肿胀、畸形 由于骨关节病变，关节软骨和软骨下骨板被破坏，疾病早期可表现为关节肿胀、中晚期可出现关节的畸形。

（3）活动障碍　由于关节疼痛、肿胀、畸形，患者多出现关节功能受限、活动障碍，尤其是长时间保持姿势不变，易出现关节僵硬感。

3. 心理社会功能　可产生的关节疼痛带来的恐惧，活动障碍易引起日常生活受影响而产生的焦虑，家庭成员会因担忧而手足无措。

4. 辅助检查

（1）X 射线检查　可显示病变关节的关节间隙狭窄，关节面不光滑和变形，关节边缘可不平整。严重者可有关节面变形、脱位或萎缩。

（2）CT 检查　CT 检查可比 X 射线检查更精准，用于比较小的关节面或者椎间盘病变。

（3）MRI 检查　适用于骨关节病变的早期诊断。

二、护理诊断及合作性问题

1. 疼痛　关节疼痛。

2. 躯体活动障碍　与关节疼痛、肿胀、畸形有关。

3. 活动无耐力　与关节活动障碍有关。

4. 有跌倒的危险　与关节破坏所致的功能受限有关。

三、护理措施

1. 休息与活动　疼痛活动期，嘱患者卧床休息，待疼痛减轻或缓解期，可酌情进行锻炼，以保持关节功能。休息时，尽量使关节保持功能位。

2. 疼痛护理　评估患者疼痛的部位、时间、性质和程度，及时了解病情发展的情况；疼痛加剧时，注意卧床休息，放松肌肉和关节，如需长期卧床，需要保持肢体关节的功能位；避免负重和加剧关节疼痛的活动，以保护关节；采取非药物止痛，如心理疗法、局部理疗与按摩法、物理疗法，如必须，可遵医嘱给予止痛药物。

3. 用药护理　指导老年人遵医嘱正确服用药物，注意观察药物的用药效果和不良反应，用药应从最低有效剂量开始。采用疼痛三阶梯疗法：轻度疼痛使用非甾体抗炎药时，如阿司匹林，要注意观察是否有出血倾向及胃肠道刺激症状；中度和重度疼痛，使用弱阿片或阿片类药物时，要注意药物的成瘾性，防止患者对药物产生依赖性。

4. 心理护理　持续的疼痛和功能受限易造成老年人不愿活动、社交，长时间可能造成老年人有焦虑、情绪低落、孤僻等心理反应，应鼓励老年人参与娱乐活动，保持心情舒畅，并在可允许范围内坚持锻炼，保持关节的功能活动，延缓病情发展。

四、健康指导

1. 知识宣教　给老年人及家属宣传退行性骨关节炎的相关护理知识，可在日常生活活动注意保护关节。注意关节保暖，避免在寒冷潮湿天气受凉。平时运动时，防止关节扭伤。

2. 饮食指导　嘱老年人低盐、低糖、低脂、高维生素、高纤维素饮食，以控制体重，防止超重使关节负重加重病情。

3. 运动指导　在关节可活动范围内，应坚持进行体育锻炼，适当的运动可锻炼肌肉的强度和关节活动能力，但应避免长时间过度锻炼和剧烈运动，避免重体力劳动，以免造成损伤。

第十节　老年帕金森病患者的护理

帕金森病（Parkinson disease，PD）也称震颤麻痹，是中老年常见的神经系统疾病，也是老年人常见的锥体外系疾病，以静止性震颤、肌强直、体位不稳和步态异常为特征。一般起病高峰在60岁左右，男女患病比例相近，发病率随年龄增大而增加。

一、护理评估

1. 病因　该病的发病因素尚未明确，可能与下列因素有关。

（1）**遗传因素**　5%～10%的帕金森病患者有家族史，说明此病有一定的遗传性。

（2）**年龄**　随着年龄增大，体内的黑质多巴胺能神经元数目逐渐减少，纹状体内多巴胺递质水平逐渐下降，到一定程度就会出现帕金森病的症状，因此年龄增加也是帕金森病的促发因素。

（3）**环境因素**　起重要作用，有资料证明，长期接触杀虫剂、除草剂或饮用露天井水可以增加帕金森病的发病风险。

2. 身体状况

（1）**静止性震颤**　常为本病的首发症状，通常多开始于一侧肢体的远端，静止时产生，随意运动时减轻或者停止，紧张或者激动时加剧，入睡后消失。典型的表现是拇指和示指呈"捻丸样"或"搓丸样"动作，震颤逐渐波及四肢。

（2）**肌强直**　表现为患者在被动运动关节时阻力增高，类似弯曲软铅管的感觉，又称"铅管样强直"。伴有静止性震颤的患者，在做被动运动关节时可出现均匀、断续停顿的阻力，如同转动齿轮的感觉，又称"齿轮样强直"。严重者可出现"面具脸"，可导致患者的咀嚼和吞咽受到影响。

（3）**运动迟缓**　患者常表现为随意运动减少，动作缓慢、略显笨拙。早期表现为肢体远端精细动作缓慢，如解纽扣动作缓慢笨拙。后逐渐发展为全面性的随意运动减少、迟钝，伴有肌张力增高，导致患者转换体位较难，可出现起床、转身困难等。部分患者可有字体越写越小症状，又称"小写征"。

（4）**姿势障碍**　表现为行走时患侧的肢体摆动幅度减少或者消失、下肢拖拽。随病情发展，患者可出现步伐变小，在开始走路、停止走路、转弯时出现步态障碍，可有突然僵住动作，又称"冻结现象"；开始走路后，控制不住步态，越走越快，步伐越来越小，类似向前冲的动作，又称"慌张步态"。

（5）其他　部分患者会在疾病后期出现认知障碍等非运动症状。

3. 心理社会功能　因疾病影响，患者会产生焦虑、抑郁、痴呆等表现，自理能力下降会引起自卑心理，肢体功能障碍导致无助、恐惧甚至绝望。

4. 辅助检查　CT/MRI 可协助诊断患者脑部结构改变。

二、护理诊断及合作性问题

1. 躯体活动障碍　与震颤、肌强直有关。

2. 营养失调：低于机体需要量　与吞咽困难有关。

3. 便秘　与疾病所致的胃肠蠕动减慢和活动量减少有关。

4. 自我形象紊乱　与身体外形改变、自理能力下降有关。

5. 潜在并发症　跌倒、压疮、感染。

三、护理措施

1. 生活护理

（1）环境安全　患者居家环境应确保安全，如地面平整、防滑、干燥，墙面配有护栏，卫生间设置坐便器。日常生活中应该做到防烫伤、防刺伤、防走失、防药品误服。

（2）饮食与排便　因患者肌张力增高、震颤、能量消耗较多，应给予患者高热量、高维生素、高纤维素、低盐、低脂、适量优质蛋白的易消化饮食，以补充患者营养。对于后期出现吞咽困难患者，可进食流质或半流质饮食，注意预防呛咳。受疾病影响，肠蠕动减弱出现便秘的患者，应给予腹部按摩，必要时可给缓泻剂或开塞露。

2. 运动护理　在疾病早期，应保持各关节活动强度和最大活动量；中期时，结合患者的具体情况有计划、有目的锻炼；疾病晚期，长期卧床患者，应注意保持关节功能位，定时做被动活动，预防关节强硬、压疮、坠积性肺炎等。

3. 用药护理　帕金森病患者需要长期服药，应嘱患者遵医嘱按时、按量服药，注意观察药物的用药效果和不良反应。复方左旋多巴是治疗本病最基本、最有效的药物，但服用数天或数周后才会见效，要与患者及家属做好解释；服用该药时避免嚼碎、避免与高蛋白食物一起服用、避免突然停药，长期服用会出现诸多不良反应：开关现象、剂末恶化、异动症等。多巴胺受体激动剂容易引发精神症状、睡眠发作、踝部水肿、冲动控制障碍等。金刚烷胺治疗异动症，老年人不易耐受，有心肾疾病者禁用。

四、健康指导

1. 健康教育　对患者和家属进行全面的疾病相关知识教育，包括帕金森病的治疗和护理，取得患者的配合。

2. 生活指导　因帕金森病患者随着病情的进展，自理能力会下降，在疾病早期应让患者尽可能做好自己的事，如穿衣、进食、如厕、沐浴等。因病情可持续数年和数十年，应让照顾者学会护理患者，包括卫生、活动、营养、排便、安全等方面。

3. 运动指导　鼓励患者做体力运动和功能锻炼，指导患者进行步态和姿势的训练，对疾病晚期的患者，教会家属做肢体的被动运动和按摩。

第十一节　老年白内障和青光眼患者的护理

随着年龄的增加，老年人的视觉器官也会老化，视觉功能会逐渐衰退，而老年人常见的慢性疾病也会对视觉器官造成一定的损伤，如糖尿病、冠心病等。视力下降会在一定程度上影响老年人的日常生活，甚至影响老年人社会交往，引起生理和心理问题。

一、老年性白内障

老年性白内障（senile cataract）是指随着年龄增长，晶状体蛋白变性浑浊引起的视觉减退，具有进行性、无痛性，又称年龄相关性白内障，是最常见的白内障类型，多见于 50 岁以上的中老年人，随着年龄的增长发病率增高，且女性多发于男性。

（一）护理评估

1. 病因　与年龄相关性白内障，病因较为复杂，是多重因素综合的结果。

（1）生理性老化　晶状体由于长期调节紧张且老化而出现代谢衰退、硬化脱水，从而出现变性浑浊。

（2）辐射损伤　日常生活中的红外线、紫外线、X 射线等造成晶状体受损。

（3）其他　如营养不良、遗传因素、饮酒过多、吸烟等。

2. 身体状况　两眼发病可有先后，主要症状表现为患者自觉眼前有固定不动的黑点，呈无痛性、进行性的视力下降。根据晶状体变性浑浊部位的不同，患者可出现单眼复视、多视或屈光改变等。可分为皮质性、核性、后囊下性 3 种类型，其中皮质性白内障最为常见，约占 70%。

3. 心理社会功能　可因视力进行性下降而出现恐惧、焦虑的心理反应。

4. 辅助检查　通过做检眼镜或者裂隙灯显微镜检查，了解患者晶状体的浑浊程度和视力情况。

（二）护理诊断及合作性问题

1. 视力下降　与晶状体浑浊有关。

2. 恐惧、焦虑　与视力下降有关。

3. 有受伤的危险　与视力下降有关。

4. 知识缺乏　缺乏疾病相关知识。

（三）护理措施

1. 一般护理

（1）生活护理　避免长时间过度用眼和疲劳用眼。日常用具放置在老年人易取放之处、位置固定。室内光线充足、照明灯光亮合适。避免在光线不足的地方看书、看报等，且不宜长时间低头看书看报，以免造成头部充血。

（2）饮食护理　低盐、低脂、低糖、高维生素、高纤维素、优质蛋白饮食，可多食用具有抗氧化作用的新鲜水果蔬菜，如西红柿、胡萝卜、苹果等。

2. 心理护理　多与患者进行沟通，鼓励其表达内心的感受，缓解其因为视力下降带来的恐惧和焦虑的心理反应，树立战胜疾病的信心。

3. 手术护理　老年性白内障最基本、最有效的治疗方法就是手术治疗，根据不同的手术方式其护理措施不同，可参考专科护理对患者进行术前检查、眼部检查（视力检查、泪道冲洗、瞳孔检查等）和身体检查（血尿常规、凝血功能、肝肾功能、血糖等）、术后护理。

（四）健康指导

1. 告知老年人及家属疾病的病因、治疗、护理等相关知识，指导患者合理使用眼睛，避免长时间看书、看报、看电视，指导家属合理配置老年人的日常用品。

2. 老年人生活起居要有规律，鼓励其参加社交娱乐活动，避免心理压力过大而影响生活，从而产生其他心理和生理问题。

二、青光眼

青光眼（glaucoma）是指眼内压间断或持续升高的一种眼病，持续的高眼压可以给眼球各部分组织和视功能带来损害，导致视神经萎缩、视野缩小、视力减退，甚至失明。该病发病迅速、危害性大，也是老年人常见的致盲性眼病。

（一）护理评估

1. 病因

（1）遗传因素　青光眼可有基因遗传，有家族史的患病率比没有家族史的患病率高。

（2）年龄　随着年龄增加，生理性老化易导致眼压升高。

（3）屈光不正　屈光不正患者（近视、远视、老视）发病率较高，近视占1/3伴有与发展为开角型青光眼，远视多伴闭角型青光眼。

（4）疾病因素　长期慢性病如糖尿病、心血管疾病均易引起视觉器官受损。

2. 身体状况　老年性青光眼包括急性青光眼和慢性青光眼。急性闭角青光眼发病急，眼部剧痛，视力迅速下降、恶心、呕吐及周身不适。检查瞳孔散大，光反射消失，角膜水肿，视乳头充血水肿，眼压明显升高。开角型青光眼起病缓慢，早期无症状或仅有轻微眼胀、雾视、头痛等。老年人好发原发性青光眼，女性较男性更为多见。

3. 心理社会状况　可因青光眼突然发作而产生恐惧，家属可有担忧、焦虑的心理反应。

4. 辅助检查　视野检查是诊断青光眼的重要方法；眼压检查、房角镜检查都可辅助诊断青光眼。

（二）护理诊断及合作性问题

1. 疼痛　与眼压增高有关。

2. 视力减退　与视网膜及视神经萎缩、眼压增高有关。

3. 恐惧　与青光眼突然发作有关。

4. 有受伤的危险　与视力下降有关。

（三）护理措施

1. 一般护理

（1）生活护理　避免长时间过度用眼和疲劳用眼。日常用具放置在老年人易取放之处、位置固定。室内光线充足、照明灯光亮合适。避免在光线不足的地方看书、看报等，且不宜长时间低头看书看报，以免造成头部充血。

（2）饮食护理　低盐、低脂、低糖、高维生素、高纤维素、优质蛋白饮食，可多食用具有抗氧化作用的新鲜水果蔬菜，如西红柿、胡萝卜、苹果等。

2. 对症护理　如发生眼球胀痛、恶心呕吐，遵医嘱给患者服用止痛药和止吐药。

3. 心理护理　多与患者进行沟通，估计其表达内心的感受，缓解其因为视力下降带来的恐惧和焦虑的心理反应，树立战胜疾病的信心。

4. 用药护理　急性发作时局部给予缩瞳剂，同时联合应用 β - 肾上腺受体阻滞剂滴眼液，以降低眼压。滴眼药水时，注意请勿污染眼药水，请勿压迫眼球。遵医嘱使用药物，不可擅自增减药量。可遵医嘱服用房水抑制剂，以减少房水形成，降低眼压。但要注意常用药物乙酰唑胺易引起神经末梢反应，出现口唇周围及四肢麻木感和刺痛感，可根据症状遵医嘱服用维生素 B_6 缓解。

（四）健康指导

1. 控制饮水量　一般每次饮水不要超过 500ml。因为一次饮水过多，会导致血液高度稀释，血浆渗透压降低，使房水产生相对较多，导致眼压升高。

2. 做到"三忌"　即忌烟、忌酒、忌喝浓茶。过量吸烟，烟中尼古丁会引起视网膜血管痉挛，导致视神经缺血，烟草中的氰化物可引起中毒性弱视而损害视功能。大量饮酒可造成眼睛充血加重，甚至导致青光眼急性发作。喝浓茶易使人兴奋，引起眼压继发升高。

3. 注意饮食　多进食一些易消化食物，并保持大便通畅。莲心、小麦片、核桃肉等具有养心安神功效，青光眼患者可以适当多食。少吃或不吃刺激性食物，如辣椒、生葱、胡椒等。

4. 保持精神愉快　避免精神过度紧张而诱发眼压升高。

第七章　老年人常见心理问题与精神障碍的护理

学习目标

1. **掌握**　老年人常见的心理状态、心理问题和护理措施。
2. **熟悉**　老年人常见精神障碍的护理。
3. **了解**　老年人常见精神障碍的临床表现。

第一节　老年人常见心理问题的护理

随着年龄的增长，老年人器官功能都出现不同程度的衰退。由于老年人易患各种慢性疾病，加上老年人的工作、生活和社会交往等都发生了变化，继而产生一系列心理问题，影响了老年人的身心健康。因此，了解老年人的心理状态及影响因素，加强对老年人的常见心理问题的护理十分必要。

一、老年人心理状态及影响因素

（一）老年人心理状态

大量的研究资料表明，老年人的一些心理功能伴随生理功能的减退会有所衰退，但是一些复杂的心理功能或心理功能的某些方面仍趋于稳定，甚至有所加强。积极的老年观认为衰老在一定程度上是可以延缓的，并且可以通过一些干预措施来改善老年人的心理状态和预防心理状态的衰退。老年人的心理变化主要指心理能力和心理特征的改变，一般来说，主要表现在以下几个方面。

1. 记忆特点　记忆是指个人对过去活动、感知和体验的印象经过加工保存于脑中，并在需要时提取出来的心理活动过程，包括识记、保持、回忆或再认三个环节。随着年龄增长，老年人记忆能力变慢、在规定时间内的记忆速度衰退，对机械记忆如无意义或需要死记硬背的内容记忆差，不如年轻人，但是逻辑记忆完好；由于再认时，原始材料在眼前，老年人辨认的难度小些，所以老年人的再认能力的保持远比回忆好。虽然老年人记忆保持的能力下降，但对远事的记忆保持比对近事的记忆保持好。

2. 智力特点　智力是指认识方面的各种能力，即注意力、想象力、思维能力、实际操作能力和环境适应能力等，是一种整体的、综合的心理能力。智力也会随着年老而发生变化，但并非全面衰退。"老年者智必衰"是不科学的。进入老年期后，老年人获得新知识、洞察复杂关系的能力，如思维敏捷度、注意力及反应速度等下降明显；但是，通过后天学习和掌握的社会文化经验等获得的智力，如词汇理解力和常识，健康老年人减退并不明显，有的甚至还有所提高，直到 70～80 岁后才有明显减退。

3. 思维能力　思维是指人的一种复杂的心理活动，是人利用已有的知识经验，对客观现实进行概括和间接反映的过程。这是一种高级的认识过程，人通过思维能认识事物的本质和内部关系。思维出现衰退比较晚，但是，老年人由于记忆和智力方面的衰退，在概括、推理和解决问题上的能力有所减退，尤其是创造性、灵活性和思维的敏捷度等比青年或中年时期都要差。

4. 人格特点　人格是指在生物、心理、社会等作用下，个体在成长过程中，逐步形成的气质、能力、兴趣、爱好、习惯、价值观和性格等心理特征的总和。老年人自身的人格与年龄增长无关，但是随着年龄的增长，老年人在适应社会的过程中，人格也会有所变化。不同人格的老年人会有不同的社会适应形态。大多数老年人对生活的满意度高，能正视退休后新的生活，对自我有良好的认知能力和评价能力，如退休后还能继续广泛地参与社会活动，热衷于锻炼身体和饮食养生。但是，有的老年人在老了以后，有明显的心理障碍，生活态度消极、悲观，对任何事情都漠不关心，需要家庭或者社会的帮助才能生活下去。

5. 情感与意志　老年人的情感或意志会因为社会地位、生活环境、文化水平等的不同有较大的差异。大多数老年人情感活动稳定，即使发生变化，也非年龄所决定的。

（二）影响老年人心理变化的因素

1. 各种身体机能的衰退　步入老年期后，身体各器官功能逐渐衰退，并出现老化现象，如脑细胞萎缩并减少，导致记忆力下降、反应迟钝；视听觉功能减退，导致听力减弱、视力下降、耳聋眼花；运动功能减退，体力也有一定程度的下降：学习能力下降，不适应信息化时代等。这些都容易使老年人的生活和社会交往受到严重影响，产生"垂暮感"和"无能"的心理感受。

2. 社会角色的转变　离退休后，老年人的工作、生活环境、经济水平和社会角色都发生了一系列的变化，不再为生活、工作而奔波，从以工作为中心转为以休闲为中心，家长角色逐渐被替代，成为被照顾的对象，社交圈缩小，人际关系的变化以及日常生活规律的改变等，往往易使老年人产生消极悲观、孤独寂寞、无望无助等感觉，在思想、生活、习惯等方面多不适应，影响老年人的心理状态和对生活的满意度。

3. 家庭角色的转变　离退休后，家庭是老年人的主要生活场所，老年人经常以家庭活动为中心，故其家庭状况的改变、家庭成员之间的关系对老年人影响甚大。如丧偶、离异等老年夫妇间的关系变化，子女的独立、结婚，子女在赡养老人问题上的矛盾，婆媳关系的不和等，这些现实问题会给老年人造成沉重的心理压力，使老年人变得沉默寡言、谨小慎微、抑郁不安。尤其是丧偶对老年人的生活影响最大，所带来的心理问题也最严重。"少年夫妻老来伴"，多年的夫妻生活，所形成的互相支持、互相关心的模式被突然打破，常会使老年人感到生活无望，甚至积郁成疾。

4. 疾病损害的影响 有的老年人长期患慢性疾病或伤残，导致生活困难、经济贫困、活动范围缩小，甚至丧失基本的生活能力，间接产生孤独、抑郁等不健康的心理状态。

5. 死亡临近 随着年龄的增长，机体的衰老，同龄人的相继离世，往往使老年人感到生命有限、死亡临近，甚至对死亡产生恐惧。当老年人接近死亡年限时，常可能回忆自己的一生，产生自豪感、满足感或悔恨感、罪恶感等各种复杂的心理。

二、老年人常见心理问题

当老年人对老年期的生理、心理、社会变化适应不良时，可能会导致一系列的心理健康问题，常见的心理问题有以下几个。

（一）脑衰弱综合征

脑衰弱综合征可见指由于大脑细胞的萎缩，脑功能逐渐衰退出现的一系列神经衰弱症状，故又称神经衰弱综合征。其常见原因有：长期烦恼、焦虑；信息不灵通，离退休后生活过于清闲，活动范围减小，与周围人群打交道甚少；因动脉硬化、颅内肿瘤、脑损伤后遗症，慢性乙醇中毒及各种躯体疾病引起的脑缺氧等。老年人由于大脑细胞萎缩，脑功能衰退，躯体疾病增多，加之家庭、经济、职业等负性生活事件的影响增多，易产生脑衰弱综合征。

脑衰弱综合征的主要表现有：头部不适、头痛、头晕；疲乏无力；记忆力下降，注意力不集中：情感障碍为典型症状，表现为情绪不稳定，情感脆弱，克制情感表达能力明显减弱，控制不住情感反应，在微小的精神创伤刺激之下，就表现出明显的易伤感、易激动、易发怒、感到委屈等情绪。患者愿意控制自己的情感，但常常克制不住，病情严重的患者可有情感失禁，无法控制哭笑；睡眠障碍，如睡眠时间短、睡眠浅、不易入睡、多梦易醒、早醒、睡后仍觉疲乏等现象。

（二）离退休综合征

目前，在离退休老年人中，有60%以上的老年人患有不同程度的离退休综合征。退休综合征是指老年人由于离退休后，不能适应变化的社会角色、生活环境和生活习性而出现的一种适应性心理障碍。

老年人离退休综合征产生的常见原因有离退休前缺乏足够的心理准备、离退休前后的生活境遇反差过大、个人适应能力差或个性缺陷、离退休后缺乏社会支持、失去价值感等。有的老年人在领导岗位上时，受人尊重，离退休后，尊重随权利丧失；有的老年人平素工作繁忙、事业心强、好胜、固执，以追求事业为乐趣，退休后价值感丢失；有的老年人因为某些改制等原因突然离退休而患有离退休综合征。相比而言，离退休前有广泛的兴趣爱好、性格温和、善交朋友的老年人则较少发生。另外，通常女性比男性更易适应离退休的各种变化，患离退休综合征的概率也较低。

离退休综合征的主要表现有：焦虑，心烦意乱、急躁冲动；抑郁，精神消沉，有强烈的失落感、孤独感和衰老无用感；躯体不适症状，常出现头痛头晕、失眠、胸闷、疲乏、全身不适等症状。

（三）空巢综合征

我国对"空巢家庭"的解释是指无子女家庭或虽有子女，但子女长大成人结婚离开老人或因各种原因（求学、工作、外出打工等）而剩下老年人独自居住的家庭。

老年期空巢综合征是指一些离退休、丧偶、子女不在身边的老年人生活在"空巢"环境中，由于社会活动减少，生活空闲，人际疏远而产生被分离、舍弃的感觉，出现孤独、寂寞、精神萎靡、情绪低落等一系列现象。

引起空巢综合征的原因主要如下。①老年人独居时间增加：子女或亲属由于各种原因无法与老年人同住，导致老年人独居"空巢"时间多。②传统观念冲击：俗话说，"养儿防老"。部分老年人对子女有过强情感依赖性，而儿女却无法在身边照顾老年人。有的子女婚后家庭关系淡薄，长久不探望老年人，导致老年人独居，产生孤独、失落、精神沮丧、"空巢感"。③社会养老设施、机构、保障机制不完善：许多老年人无法到养老院或由社区安排安度晚年。

空巢综合征的身体表现如下。①情感方面：有"空巢感"的老年人，大都心情抑郁、空虚、孤独寂寞、伤感、精神萎靡、情绪低落。②认知方面：多数老年人出现自责或埋怨倾向，对子女关心照顾不够；一部分老年人认为子女成年后对父母的回报、关心和照顾不够，只顾追求个人自由自在的生活方式和享乐。③行为方面：活动交际减少，兴趣减退，深居简出，很少与社会交往。常伴有食欲减退、睡眠障碍，严重时生活不能自理。

三、老年人常见心理问题的护理

（一）护理评估

1. 健康史

（1）身体状况　评估老年人日常生活自理能力和患病情况，是否有疾病等。

（2）心理社会功能　了解老年人的性格、兴趣爱好及交际活动情况，评估老年人对离退休、空巢、丧偶等生活事件的态度和适应能力。

（3）社会支持系统　了解老年人退休后是否有社会养老、医疗保险等，了解老年人子女的状况，老年人在家庭中的角色和地位，与家人、邻居、朋友之间的亲疏程度，彼此之间相处是否融洽，有无可信赖依靠的亲属或朋友。

2. 辅助检查　应用焦虑量表、抑郁量表等对老年人的情感与情绪进行测量，评估老年人的抑郁、焦虑程度；应用简易智力状态检查量表对老年人的认知进行评估；还可应用社会支持量表来测量老年人的社会支持水平（表7-1）。

表 7 - 1 社会支持评定量表

一、您有多少关系密切，可以得到支持和帮助的朋友？
1. 1 个也没有　　2. 1 ~ 2 个　　3. 3 ~ 5 个　　4. 6 个或以上
二、近 1 年来，您
1. 远离家人，且独居一室　　　　2. 住处经常变动，多数时间和陌生人住一起
3. 和同学、同事或朋友一起　　4. 和家人一起
三、您和邻居
1. 相互之间从不关心，只是点头之交
2. 遇到困难可能稍微关心
3. 有些邻居很关心您
4. 大多数邻居都很关心您
四、您和同事
1. 相互之间从不关心，只是点头之交
2. 遇到困难可能稍微关心
3. 有些邻居很关心您
4. 大多数邻居都很关心您
五、从家庭成员得到的支持和照顾

人员	无	极少	一般	全力支持
A. 夫妻（恋人）				
B. 父母				
C. 儿女				
D. 兄弟姐妹				
E. 其他成员（如嫂子）				

六、过去，在您遇到紧急情况时，曾经得到的经济支持和解决实际困难的帮助的来源有
1. 无任何来源　　　2. 下列来源（可多选）
A. 配偶　　　B. 其他家人　　　C. 亲戚　　　D. 同事　　　E. 工作单位
F. 党团工会等官方或半官方组织　　　G. 宗教、社会团体等非官方组织　　　H. 其他
七、过去，在您遇到紧急情况时，曾经得到的安慰和关心的来源有
1. 无任何来源　　　2. 下列来源（可多选）
A. 配偶　　　B. 其他家人　　　C. 亲戚　　　D. 同事　　　E. 工作单位
F. 党团工会等官方或半官方组织　　　G. 宗教、社会团体等非官
八、您遇到麻烦时的倾诉方式
1. 从不向任何人倾诉　　　　　　2. 只向关系极为密切的 1 ~ 2 个人诉说
3. 如果朋友主动询问，您会说出来　4. 主动诉说自己的烦恼，以获得支持与理解
九、您遇到麻烦时的求救方式
1. 只靠自己，不接受别人帮助　　　2. 很少请求别人帮助
3. 有时请求别人的帮助　　　　　　4. 有困难时经常向家人、亲友、组织求援
十、对于团体（如党组织、宗教组织、工会、学生会）组织的活动，您
1. 从不参加　　　　　　　　　2. 偶尔参加
3. 经常参加　　　　　　　　　4. 主动参加并积极活动
注：1. 第 1 ~ 4 项和第 8 ~ 10 项为单选，1、2、3、4 分别代表 1 分、2 分、3 分、4 分。
　　2. 第 5 项又分为 ABCD 四条，每条 4 等级分别为 1 ~ 4 分，该项总分为 4 项计分之和。
　　3. 第 6、7 项如回答是 1 为 0 分；选择 2 则按来源项计分，每一来源记 1 分，加起来为该项目分数。
　　4. 分数越高，社会支持功能越强；客观支持分：2、6、7 条之和；主观支持分：1、3、4、5 条评分之
　　　和；对支持的利用度：第 8、9、10 条评分之和。

（1）汉密尔顿焦虑量表（HAMA）　见第三章老年人健康评估表 3 - 2。

（2）汉密尔顿抑郁量表（HAMD）　汉密尔顿抑郁量表由汉密尔顿（Hamilton）于
1960 年编制，是临床上评定抑郁状态时应用最为普遍的量表。本量表有 17 项、21 项

和24项等3种版本，这里介绍的是24项版本。这些项目包括抑郁所涉及的各种症状，并可归纳为7类因子结构。

1）适用范围　本量表适用于有抑郁症状的成年患者。可用于抑郁症、躁郁症、神经症等多种疾病的抑郁症状的评定，尤其适用于抑郁症。然而，本量表对于抑郁症与焦虑症，却不能较好地进行鉴别，因为两者都有类似的项目。

2）实施步骤　一般采用交谈和观察的方式，由经过训练的两名评定员对被评定者进行HAMD联合检查，待检查结束后，两名评定员独立评分。在评估心理或药物干预前后抑郁症状的改善情况时，首先在入组时评定当时或入组前一周的情况，然后在干预2~6周后再次评定来比较抑郁症状严重程度和症状谱的变化。HAMD大部分项目采用0~4分的5级评分法：0-无症状；1-轻度；2-中等；3-重度；4-极重。少数项目评分为0~2分的3级评分法：0-无症状；1-轻到中度；2-重度。

下面分别介绍24个项目名称及具体的评分标准。

①抑郁心境：1-只在问到时才诉述；2-在谈话中自发地表达；3-不用言语也可以从表情、姿势、声音或欲哭中流露出这种表情；4-患者的自发言语和非言语表达（表情、动作），几乎完全表达为这种情绪。

②有罪感：1-责备自己，感到自己已连累他人；2-认为自己犯了罪，或反复思考以往的过失和错误；3-认为目前的疾病是对自己错误的惩罚，或有罪恶妄想；4-罪恶妄想伴有指责或威胁性幻觉。

③自杀：1-觉得活着没有意思；2-希望自己已经死去，或常想到与死有关的事；3-消极观念（自杀观念）；4-有严重自杀行为。

④入睡困难：1-主诉有时有入睡困难，即上床后半小时仍不能入睡；2-主诉每晚均入睡困难。

⑤睡眠不深：1-睡眠浅、多噩梦；2-半夜（晚12点以前）曾醒来（不包括上厕所）。

⑥早醒：1-有早醒，比平时早醒1小时，但能重新入睡；2-早醒后无法重新入睡。

⑦工作和兴趣：1-提问时才诉述；2-自发地直接或间接表达对活动、工作或学习失去兴趣，如感到无精打采，犹豫不决，不能坚持或需强迫才能工作或活动；3-病室劳动或娱乐不满3小时；4-因目前的疾病而停止工作，住院者不参加任何活动或者没有他人帮助便不能完成病室日常事务。

⑧迟缓：1-精神检查中发现轻度迟缓；2-精神检查中发现明显迟缓；3-精神检查困难；4-完全不能回答问题（木僵）。

⑨激越：1-检查时有些心神不定；2-明显的心神不定或小动作多；3-不能静坐，检查中曾起立；4-搓手、咬手指、扯头发、咬嘴唇。

⑩精神性焦虑：1-问后及时诉述；2-自发地表达；3-表情和言谈流露出明显的忧虑；4-明显惊恐。

⑪躯体性焦虑：1 - 轻度；2 - 中度，有肯定的躯体性焦虑症状；3 - 重度，躯体性焦虑症状严重，影响生活或需处理；4 - 严重影响生活和活动。

⑫胃肠道症状：1 - 食欲减退，但不需他人鼓励便自行进食；2 - 进食需他人催促或请求和需要应用泻药或助消化药。

⑬全身症状：1 - 四肢、背部或颈部有沉重感，背痛、头痛、肌肉疼痛，全身乏力或疲倦；2 - 症状明显。

⑭性症状：1 - 轻度；2 - 重度；3 - 不能肯定，或该项对被评者不适合（不计入总分）。

⑮疑病：1 - 对身体过分关注；2 - 反复思考健康问题；3 - 有疑病妄想；4 - 伴幻觉的疑病妄想。

⑯体重减轻：1 - 一周内体重减轻 1 斤以上；2 - 一周内体重减轻 2 斤以上。

⑰自知力：0 - 知道自己有病，表现为抑郁；1 - 知道自己有病，但归于伙食太差、环境问题、工作太忙、病毒感染或需要休息等；2 - 完全否认有病。

⑱日夜变化：如果症状在早晨或傍晚加重，先指出哪一种，然后按其变化程度评分。1 - 轻度变化；2 - 重度变化。

⑲人格解体或现实解体：1 - 问后及时诉述；2 - 自发诉述；3 - 有虚无妄想；4 - 伴幻觉的虚无妄想。

⑳偏执症状：1 - 有猜疑；2 - 有牵连观念；3 - 有关系妄想或被害妄想；4 - 伴有幻觉的关系妄想或被害妄想。

㉑强迫症状：1 - 问后及时诉述；2 - 自发诉述。

㉒能力减退感：1 - 仅于提向时方引出主观体验；2 - 患者主动表示有能力减退感；3 - 需鼓励、指导和安慰才能完成病室的日常事务或个人卫生；4 - 穿衣、梳洗、进食、铺床或个人卫生均需要他人协助。

㉓绝望感：1 - 有时怀疑"情况是否会好转"，但解释后能接受；2 - 持续感到"没有希望"，但解释后能接受；3 - 对未来感到灰心、悲观和绝望，解释后不能排除；4 - 自动反复诉述"我的病不会好了"或诸如此类的情况

㉔自卑感：1 - 仅在询问时诉述有自卑感；2 - 自动诉述有自卑感（我不如他人）；3 - 患者主动诉述"我一无是处"或"低人一等"，与评 2 分者只是程度的差别；4 - 自卑感达妄想的程度，例如"我是废物"或类似情况。

3）测验的记分　在记分上分总分和因子分。总分即所有项目得分的总和。当两个人同时评定时，可以采用两者得分相加或算出平均数。在一般的心理咨询、治疗和药物研究中，往往用一个人的评分。依据各项目反映的症状特点，HAMD 可分为 7 个因子，分别为：①焦虑、躯体化，由精神性焦虑、躯体性焦虑、胃肠道症状、疑病、自知力和全身症状 6 项组成；②体重，即体重减轻 1 项；③认知障碍，包括自罪感、自杀、激越、人格或现实解体、偏执症状和强迫症状 6 项；④日夜变化，仅日夜变化 1 项；⑤迟缓，由抑郁情绪、工作和兴趣、迟缓和性症状 4 项组成；⑥睡眠障碍，由入

睡困难、睡眠不深和早醒三项组成；⑦绝望感，由能力减退感、绝望感和自卑感三项组成。每个因子各项得分的算术和即为因子分。

4）结果解释　总分是一项很重要的资料，能较好地反映病情的严重程度，即症状越轻，总分越低；症状越重，总分越高。通过总分在心理咨询或药物治疗前后的变化来衡量各种心理、药物干预的效果。同时，通过 HAMD 的测评，可以较详细了解研究对象症状的严重程度，用于不同研究结果之间的类比和重复。对于 24 项版本，总分超过 35 分可能为严重抑郁；超过 20 分，可能是轻或中度的抑郁；如小于 8 分，则没有抑郁症状。

（二）护理诊断及合作性问题

1. 焦虑、孤独　与老年人各项生理功能衰退有关；与离退休、空巢、丧偶等生活事件有关。

2. 社交障碍　与老年人感、知觉功能衰退有关；与缺乏可依靠的亲属或朋友，缺乏社交活动环境有关。

3. 个人应对无效　与老年人离退休前缺乏足够的心理准备，适应能力差有关；与缺乏社会支持系统有关。

4. 角色紊乱　与老年人各项生理功能衰退、疾病困扰、生活能力下降、离退休后角色适应障碍有关。

5. 家庭关系改变　与离退休后，家长主导地位与作用发生改变有关；与空巢老年人对家庭的精神寄托、依赖过强有关。

（三）护理措施

1. 心理支持

（1）理解、尊重老年人　尽可能陪伴老年人，主动关心老年人，倾听老年人诉说他们的问题、感受和需要，给予充分理解。遇事主动与老年人商量，尊重其权威感。

（2）帮助老年人转变角色、改变认知　耐心向老年人讲解角色过渡与转换的必然性。空巢老年人要独立、自立，转变观念，充分理解儿女。

（3）指导老年人合理应对生活事件　指导老年人以平常心积极、正确对待离退休、衰老、疾病等，保持良好的心境；指导老年人采用宣泄、自我安慰、转移注意力等方式自我调节情绪。鼓励老年人多于家人或朋友交流，以便获得理解、劝慰和支持。

2. 保持充实的晚年生活

（1）鼓励老年人与外界的交往　鼓励老年人积极参与社区、居委会等组织的社会文娱活动，以调节情绪，充实晚年生活。适当参与体育锻炼活动，增加老年人对生活的兴趣。但应注意运动量要适当，以免发生意外。

（2）培养广泛的兴趣爱好　广泛的兴趣爱好既能丰富老年人的精神生活，又可以修身养性，还可以促进老年人之间的交流，增强与社会的联系。

3. 家庭支持

（1）关怀老年人、维护老年人自尊　家庭和社会应给予离退休、空巢老年人更多的关怀与尊重。指导家庭成员多关心和体谅老年人，支持丧偶老年人再婚，耐心听取老年人的意见，维护老年人在家庭中的地位。

（2）促进老年人与家庭成员的沟通 鼓励老年人主动调整自己与其家庭成员的关系，努力营造和睦欢乐的家庭气氛。家庭成员要主动帮助老年人适应老年期的生活，彼此间要将自已的想法和需要互相沟通。

4. 营造社会支持系统 完善社区服务网络，丰富老年人的精神文化生活，建立各种老年机构，如养老院、老年公寓、老年大学、老年活动中心等，探索建立老年人的互助组织，帮助解决老年人的实际问题，使其安享晚年。

5. 心理治疗 对老年人实施心理治疗，在医生的指导下进行心理干预，让老年人保持健康的心理状态。

（四）健康指导

（1）老年人应保持愉快的情绪，培养广泛的兴趣爱好，积极参与社会活动，充实晚年的生活。

（2）老年人合理地应对离退休、空巢、丧偶等生活事件，处理好家庭关系，保持乐观、积极向上的生活态度。

第二节 老年人常见精神障碍的护理

随着人口的老龄化，老年期精神障碍的患病率在不断上升。老年期精神障碍包括好发于老年期或起病于老年期，但好发年龄并不是老年期的精神障碍；或起病于老年前期（45～59岁），一直持续到老年期；或者在老年期复发的各种精神障碍疾病。

一、老年期焦虑症

（一）概述

老年期焦虑症（anxiety in the elderly）指发生在老年期，以广泛和持续性焦虑或反复发作的惊恐不安为主要特征的神经症性障碍。有关焦虑症的病因和发病机制目前尚不清楚，任何生物、心理、社会因素都可能起一定的作用。老年人由于脑功能下降，加之生活事件改变较多，容易发生本病。主要临床表现包括害怕不安和痛苦的内心体验、精神运动性不安及伴有自主神经功能失调三方面。临床上分为惊恐发作和广泛性焦虑两类。

1. 惊恐发作 又称急性焦虑症。老人发作时主要表现为不明原因、突然发作的强烈恐惧，常伴有明显的自主神经症状，如心悸、胸闷、呼吸困难、四肢麻木，甚至不能自控的震颤或发抖出汗，坐立不安，惊恐万分，似有濒死感。发作一般持续数分钟，少数可持续数小时，发作后症状缓解或消失。患者发作期间始终意识清楚，发作后仍心有余悸。当急性焦虑症发作时，可引起心肌梗死、脑出血、青光眼眼压骤升或跌倒等意外发生。

2. 广泛性焦虑 又称慢性焦虑症。患者表现为持续性精神紧张，发作的典型形式是经常或持续地为没有确定的对象或具体且固定的内容恐惧、提心吊胆、紧张不安，或对现实生活中的某些问题过分担心或烦恼，处于高度的警觉状态。这种紧张不安、担心或烦恼与现实处境不相称，使患者感到痛苦、难以忍受，但又无法摆脱；常伴有自主神经功能亢进、运动紧张和过分警惕。

（二）护理评估

1. 了解既往史 老年人有无躯体疾病或其他精神障碍，如抑郁症、疑病症等；有无特殊药物治疗史。

2. 了解心理社会状态 老年人的个性特点，有无经历应激生活事件，有无能力采取正确的心理应对措施。

3. 了解社会支持状况 老年人的家庭状况、婚姻状况、子女状况、生活环境及社会支持系统。

（三）护理诊断及合作性问题

1. 焦虑 与老年人各项生理功能衰退、健康状况改变、应激生活事件有关。

2. 部分自理缺陷 与紧张恐惧、不能料理日常生活、躯体不适有关。

3. 有外伤的危险 与惊恐发作、老年人反应迟钝有关。

（四）护理措施

1. 心理护理

（1）指导和帮助老年人及其家属知道焦虑的原因、表现和本病的相关知识，使其了解焦虑的性质为功能性而非器质性，是可以治愈的，以缓解患者对健康的过度担心，消除患者的疑虑。

（2）尽量鼓励患者合理、正确地安排生活和学习，适当参加社会活动，适当参加社会活动，指导老年人采取有效的自我疏导和自我放松的应对方式，以减轻紧张情绪，如宣泄、分散注意力、缓慢的深呼吸、放松全身肌肉、听音乐等，建立规律的睡眠和活动习惯。

（3）充分理解其焦虑状态，帮助患者树立治愈的信心，用支持和鼓励性的语言帮助其度过危机，并有效地适应和面对困难。对于急性焦虑症、惊恐发作的老年人，则要指出反复发作原因往往与患者担心、害怕、焦虑有关，要增强患者治疗信心。

2. 提供安全和舒适的环境 病室内光线要柔和，噪声少。严重焦虑者，应将其单独安置在舒适的房间，避免干扰。严重惊恐发作时，设专人看护，防止意外发生。

3. 药物治疗的护理 重症焦虑症者应遵医嘱应用抗焦虑药物如地西泮等进行治疗。抗焦虑药物最大的缺点是容易产生耐受性和依赖性，突然停药可产生戒断症状。长期服药者，应防止耐药性和药物依赖。用药后注意评估药物的效果和观察不良反应。

（五）健康指导

（1）老年人应积极治疗原发疾病。

（2）定期进行健康检查，做到早期发现、早期诊断、早期治疗，尽量减轻疾病对身心健康的损害。

二、老年期疑病症

（一）概述

老年期疑病症（hypochondriasis in the elderly）主要指老年人对自身感觉或征象作出不切实际的病态解释，致使整个身心被由此产生的疑虑、烦恼和恐惧所占据的一种神经症。患者自诉躯体症状反复就医，虽经反复医学检验结果阴性或医生解释没有相应疾病证据，也不能消除患者的顾虑，常伴有焦虑或抑郁。对身体畸形的疑虑也属于本症。

老年期疑病症的病因尚未明了，一般认为与疾病、心理、社会环境因素、不良的医源性暗示、患者自身的性格缺陷等有关。人到老年后，各项生理功能减退，躯体疾病增多，加之各种生活事件增多，如适应不良，易产生孤独、寂寞感，关注的重心便转移到自身健康上。另外，性格缺陷如孤僻、固执、内向、过分关注自身、敏感、自我、自恋、胆怯、脆弱、暗示性强的性格可为老年期疑病症的发生发展提供重要条件。老年期疑病症的主要临床表现如下。

1. 心理障碍　有两种表现：一为疑病感觉，感觉对身体某部位的敏感度增加，进而疑病或过分关注。患者的描述含糊不清，部位不固定；另一种为疑病观念，老年人的描述形象逼真、生动具体，确信自己患有某种疾病，要求做各种检查。尽管各种检查结果正常，医生的解释与保证也不足以消除其疑病观念，仍认为检查可能有误。患者常伴有失眠、焦虑和抑郁症状。

2. 躯体反应　疼痛是本病最常见的症状。约有 2/3 的患者有此症状，常见部位为头部、下腰部或右髂窝。这种疼痛描述不清，有时甚至诉全身疼痛，但查无实据。患者常四处求医仍毫无结果，最后才到精神科，常伴有失眠、焦虑和抑郁症状。

躯体反应的表现多样而广泛，涉及身体许多不同的区域。患者表现为恶心、吞咽困难、反酸、胀气、腹痛、心悸、左侧胸痛、呼吸困难，担心患有高血压或心脏病。有些患者怀疑自己的五官不正，特别是鼻子、耳朵以及乳房形状异样，还有主诉体臭或出汗等。

（二）护理评估

1. 既往史　了解患者有无慢性躯体疾病及明显的心理不适症状。

2. 生活事件　了解老年人近期有无重大生活事件发生，了解老年人有无心理冲突及负性情感体验。

3. 个性特征　评估老年人的个性有无敏感、多疑，对人、事是否过于敏感，行为有无患得患失、犹豫不决等性格缺陷。

4. 辅助检查 根据老年人所述临床症状做必要的检查，判断症状是器质性还是非器质性的。

（三）护理诊断及合作性问题

1. 精神困扰 与老年人过度关注自身健康有关。

2. 舒适的改变 与老年期疑病症的各种症状有关。

（四）护理措施

老年期疑病症的治疗，以心理治疗为主，可适当配合药物治疗，具体护理措施如下。

1. 心理护理 以支持性心理治疗为主。护理人员要充分理解和接纳老年人，耐心细致地听取老年人的叙述，持同情关心的态度。应尽量回避讨论症状，与患者建立良好的关系，逐步引导患者认识到自己并不是真正患有躯体疾病，而是一种心理障碍，需要用心理的方法治疗。注意与患者沟通时态度要诚恳，语气不可模棱两可，但也不能做作或过分地关心、体贴，以免引起患者猜疑。

2. 转变不良的生活方式 鼓励老年人积极参加各种有益的活动，合理安排日常生活，转变不良的生活方式。引导老年人做其他有趣的事情，以转移其注意力，减少对自身健康的过分关注，也可获得一定的改善。

3. 矫正老年人的不良认知 通过进行相关知识的健康教育，教会老年人一些医学常识，改变其不良认知，纠正错误逻辑和推理。

4. 药物治疗 遵医嘱给予患者药物治疗。抗焦虑与抗抑郁药可消除患者焦虑、抑郁情绪，起到镇静的作用。

（五）健康指导

（1）指导老年人及其家属了解有关疑病症的相关知识。

（2）指导和帮助老年人完善自身人格的科学方法，寻求良好的支持系统。

三、老年期谵妄

（一）概述

老年期谵妄（senile delirium）是一组由多种因素导致的临床综合征，是指发生在老年期的谵妄状态或意识模糊状态，伴有注意力、认知能力、精神运动和睡眠周期障碍。谵妄可以发生在任何年龄人群，但最常见于老年人。由于老年人年龄大，常伴有脑或躯体的各种疾病，对感染的抵抗力低，遇有突发因素，甚至是很轻微的感冒即可导致谵妄，对生命构成威胁，如不及时治疗，死亡率很高。

老年期谵妄起病急、病程短，为一过性病程。临床表现复杂多变，常夜间加重。其临床表现与脑功能受损程度有关，主要包括以下几个方面。

1. 认知障碍 包括知觉、思维和记忆障碍。特点为思维混乱、不连贯，有视听幻觉及被害妄想症等，对瞬时和近事记忆障碍，均有遗忘，持续时间长短不等，大多数可很快缓解。

2. 意识障碍 意识水平下降是谵妄的临床主要特点之一，主要表现如下。

（1）意识的清晰度降低 根据意识障碍的轻重程度可发生嗜睡、意识模糊甚至昏迷。

（2）意识的范围缩小 患者对时间、地点认识障碍最突出，对人物定向不全，注意、思维受损，对周围事物理解判断障碍，语言不连贯，常喃喃自语，可有攻击或逃跑行为。

（3）意识内容异常 可出现丰富的幻觉、错觉，此时患者常常恐惧、紧张、兴奋和行为紊乱。日常生活不能自理，事后不能回忆。

3. 精神运动障碍

（1）急性兴奋性谵妄 患者发病时表现为大喊大叫、攻击冲动等精神运动性兴奋，表情呆板，思维混乱，有视听幻觉，甚至毁物、冲动伤人、自伤等。

（2）运动减少性谵妄 此型最常见，主要表现为运动减少，夜间加重，患者脱衣解裤、赤身裸体、随地大小便等。

（3）混合型 以上两种情况兼有者。

4. 睡眠－觉醒周期混乱 由于时间定向力障碍，患者失去正常的睡眠－觉醒周期，表现为睡眠时间与正常颠倒，白天卧床不起、困倦或嗜睡，夜间睡眠时间减少、兴奋、躁动不安，常出现幻觉。

（二）护理评估

（1）了解既往史 老年患者有无脑器质性病变、躯体疾患、是否服用可能引起谵妄的药物、有无经历重大应激性的生活事件等。

（2）了解老年人自身状况 意识障碍的程度，对日常生活的自我照顾能力。

（3）辅助检查 脑电图检查发现弥漫性的慢波；谵妄量表是鉴别及评价谵妄严重程度的有效工具。

（三）护理诊断及合作性问题

1. 思维过程紊乱 与谵妄有关。

2. 自理缺陷 与意识障碍有关。

3. 语言沟通障碍 与认知障碍有关。

4. 潜在性暴力行为 与精神运动障碍有关。

（四）护理措施

老年期谵妄的治疗采取病因治疗、对症治疗和护理支持等多方面综合治疗措施。对症治疗主要是针对兴奋躁动、睡眠障碍、脑细胞代谢降低等进行，具体的护理措施如下。

1. 提供舒适、安全的环境 病房环境要舒适安静，温度、湿度适宜，经常开窗通风，保持空气清新；患者对环境熟悉，可以允许患者熟悉的亲属陪护；保证患者充足的睡眠等。

2. 密切观察病情 评估老年人的意识、认知、精神运动、睡眠–觉醒周期的异常情况及自我照护能力；密切观察患者的生命体征识及意识，夜间尤应注意。如患者意识障碍程度加深，常是病情加重的标志，应早期发现，及时报告医生。

3. 加强生活护理 要保证充分的营养摄入，尤其是老年人兴奋躁动，体力消耗增多，尽可能利用其安静、合作、清醒的时候，多补充营养与水分，给予清淡、易消化饮食。对于意识不清或昏迷的患者，要注意加强皮肤和口腔的护理，预防并发症的发生。

4. 特殊情况护理

（1）行为紊乱 尤其要注意防止意外发生，预防谵妄患者跳窗逃跑、攻击他人或自伤等。对明显躁动以及有明显幻觉、妄想的患者，须专人看护，加强巡视，严防自杀、自伤或冲动伤人。对暴力行为者，注意避免激惹，必要时予以约束。

（2）意识障碍 意识模糊的患者，定向不全，无自我保护能力和生活自理能力，且夜间明显，应注意重点监测患者的生命体征及瞳孔等。尽量让患者采取侧卧位，防止气道梗阻或误吸。

（3）遗忘和痴呆 患者生活的环境中应设有醒目的标示牌进行提示，防止患者走失。在老年人认知的范围内，多交谈，并用简单的词语提问，鼓励老年人回答。训练日常生活自理能力，鼓励患者多参加社交活动或集体活动。

（五）健康指导

（1）老年人应定期进行健康检查，早发现、早诊断、早治疗，尽量减轻疾病对身心健康的损害。

（2）指导老年人保持良好的生活环境和个人卫生，心情愉快，注意劳逸结合，避免过度劳累。

四、老年期抑郁症

（一）概述

抑郁是老年期最常见的精神障碍之一。老年期抑郁症（depression in the elderly）是指存在于老年期（≥60岁）这一特定人群的抑郁症。它是一种以持续的抑郁心境为主要临床特征的精神障碍。其主要表现为情绪低落、思维迟缓、意志活动减退和躯体不适等。它不是躯体疾病或脑器质性病变，具有缓解和复发的倾向。部分患者预后不良，可发展成难治性抑郁症。

老年期抑郁症病因目前尚不明确。一般认为，心理社会因素、生化代谢异常、大脑组织结构改变、遗传因素等都可能在本病发生中起一定的作用。由于老年人本身生理和心理状态的变化，使其对躯体疾病和各种精神创伤的适应能力下降，也是本病发生和发展的重要原因。此外，老年人遭受各种心理社会应激事件明显增加，如疾病、孤独、丧偶、与子女分居、地位改变、经济贫困等都加重了老年人寂寞、无用、无助之感，成为心境抑郁的根源。老年人因本病，可能丧失劳动能力和日常生活能力，导致精神残疾，更有甚者会自杀。所以，老年期抑郁症已经成为全球性的重要精神卫生保健问题，被世界卫生组织列为各国都要防治的重要精神疾病。

老年期抑郁症患者的症状与青壮年人的基本相似，发生是渐进而隐匿的。抑郁发作以情绪低落、思维迟缓和行为抑制为典型症状。

1. 情绪低落　轻者表现为抑郁悲观，成天唉声叹气，缺乏愉快感，丧失了对生活的乐趣，不愿意参加正常社交、娱乐活动，甚至闭门不出；重者忧郁沮丧、消极厌世、觉得活着无意义。患者还可能出现自责、负罪感，常出现自杀、自伤的企图和行为。重度抑郁障碍的老年人其抑郁心境呈现晨重夜轻的波动性变化，清晨低落情绪和症状最重，至下午或黄昏时则有所减轻。

2. 思维障碍　主要表现为思维迟缓，反应迟钝，患者回答问题语速缓慢，且内容简单，常常数问一答。记忆力明显减退，注意力无法集中。部分患者还可出现疑病、被害、贫穷等妄想。疑病性抑郁症患者疑病内容常为消化系统症状，如便秘、胃肠道不适，这是此类患者最常见也是较早出现的症状之一。

3. 行动抑制、迟滞　患者主动性活动减少，言语阻滞，生活被动，回避社交，不愿参加平时感兴趣的活动；重者终日卧床不起，日常生活不能自理。进一步发展，会不语不动、不吃不喝，对外界完全无动于衷，达到木僵状态，称为抑郁性木僵。

4. 躯体症状　老年抑郁症患者躯体症状特别突出，这与其年龄较大，更加关注躯体健康有关，躯体不适以消化道症状最多见，如食微差、口干、便秘、上腹部满等，多数伴有睡眠障碍。上述症状常导致患者长期在医院反复就诊。如躯体症状突出，完全掩盖了患者的抑郁情绪，极易造成误诊，称之为隐匿性抑郁症。

5. 抑郁性假性痴呆　常见于老年人，为可逆性认知功能障碍，经过抗抑郁治疗可以改善。80%有记忆减退的主诉，存在比较明显的认知障碍，抑郁的患者在情绪极度低沉、消极时，可能出现日期、家人的姓名也回答不出的类似痴呆的表现。

6. 自杀倾向　自杀是老年期抑郁症最危险的症状，抑郁症患者由于重度悲观、绝望，度日如年，内心十分痛苦，往往产生强烈的自杀企图，且由于老年人的思维都是正常的，往往实施的成功率较高。老年人一旦决心自杀，比年轻人更坚决，往往计划周全、隐秘，很难防范，所以说自杀是抑郁症发作最危险的病理意向活动。

（二）护理评估

1. 了解健康史　老年人是否有急、慢性疾病，如脑血管系统疾病、心肺疾病、内分泌系统疾病、贫血、维生素缺乏等；家族中有无抑郁症患者。

2. 了解用药史　老年人是否长期使用某些药物，如利血平、普萘洛尔、类固醇及某些抗肿瘤药物，这些药物长期使用可能诱发抑郁症状。

3. 了解心理社会功能 老年人病前人格特征，是否遭受心理社会应激事件，如退休、丧偶、独居、家庭窘迫等，老年人应对挫折与压力的心理方式及效果，社会支持系统等。

（三）护理诊断及合作性问题

1. 个人应对无效 与不能满足角色期望，对未来丧失信心、疑病、情绪抑郁、消极悲观有关。

2. 睡眠形态紊乱 与精神压力大，抑郁导致的睡眠障碍有关。

3. 思维过程紊乱 与消极的认知态度有关。

4. 情境性自尊低下 与自我评价过低、自责、自罪、生活无价值感有关。

5. 有自伤、自杀的危险 与极度的忧郁、悲观、无助、绝望、自责、自罪等有关。

6. 生活自理缺陷 与意志活动减退、无力照顾自己有关。

7. 营养失调，低于机体需要量 与抑郁导致食欲差等有关。

（四）护理措施

老年期抑郁症的治疗较青壮年人复杂得多。治疗要点包括：采取个体化原则，以药物治疗为主，结合心理治疗和社会干预的综合治疗模式，有效地减轻抑郁症状，巩固疗效和减少复发。对严重的抑郁症患者如有自杀、自伤倾向或药物治疗无效者可考虑电休克治疗。临床常用的抗抑郁约有三环类抗抑郁药、四环类抗抑郁药、单胺氧化酶抑制药及其他抗抑郁药物。老年人的用量从最低有效剂量开始，具体的护理措施如下。

1. 心理护理

（1）有效沟通 鼓励患者抒发自己的想法，耐心倾听老年人诉说内心的感受，建立良好的护患关系；允许患者有充足的反应和思考的时间，避免使用简单、生硬的语言。在使用语言交流的同时，应重视非语言沟通的运用，如抚摸、倾听、安静陪伴等。

（2）认识行为干预 抑郁症患者常会不自觉地对自己或事情有负向的看法，护理人员要帮助老年人正确认识和对待导致抑郁的不良生活事件，引导其增加正向的看法，努力为其创造社会交往的机会，协助改善消极被动的生活方式，逐步提高老年人健康的人际交往能力，重新找回生活的乐趣。

2. 日常生活护理

（1）保持合理的休息和睡眠 护理人员要指导老年人有规律的生活，合理安排活动与睡眠时间，为老年人创造一个安静、舒适的休息环境，必要时遵医嘱给予安眠药，确保患者充足的睡眠。

（2）加强营养 抑郁症常导致老年人食欲缺乏，加之老年患者体质较差，容易出现营养不良。因此保证患者合理膳食及营养的摄入很重要，要注意营养成分的摄取，并注意保持食物的清淡。

（3）协助自理 抑郁症患者日常生活自理能力下降，护理人员应指导、协助老年人完成日常生活自理，并使之养成良好的卫生习惯。对于重度抑郁、木僵、生活完全不能自理者，要悉心照料，做好老年人的个人清洁卫生工作。

3. 安全护理

（1）提供安全的环境　病房应光线明亮，环境整洁舒适；病房设施要加强安全检查，做好药品及危险物品的保管。一切危险物品如刀剪、绳索、有毒物品等一律不能带入病房，杜绝不安全因素。

（2）加强巡视，严防自杀　严重抑郁的老年患者，易出现自杀观念与行为，患者往往事先计划周密，行动隐蔽，不易被人发现。要加强巡视，识别自杀倾向，密切观察老年人有无自杀先兆症状。对于有强烈自杀企图者，要全天专人看护，必要时给予约束。凌晨是抑郁症患者发生自杀的最危险时期，应加强巡视，严防自杀、自伤等危险行为发生。

4. 观察药效和不良反应　严格掌握抗抑郁药物的适应证和禁忌证。三环类抗抑郁药对心血管和消化系统等的不良反应明显，老年人使用时应慎重。四环类抗抑郁药剂量过大易诱发癫痫发作。此外用药时要注意观察各种药物的相互作用、不良反应和毒性反应，警惕药物中毒的发生。

（五）健康指导

（1）指导患者及家属认识疾病的性质，采取正确的对待方法，说明长期巩固治疗的重要性，定期复查，预防复发。

（2）指导家属给予抑郁症老年人更多的关心和照顾，减少老年人孤独及与社会隔绝感。

（3）鼓励老年人要多学新知识，培养广泛的兴趣爱好，积极参加社会活动，丰富晚年的生活。

五、老年期痴呆

老年期痴呆（dementia in the elderly）是指发生在老年期由于脑功能障碍而产生的一组症候群，表现为智力及认知功能的减退和人格的改变。老年期痴呆主要包括阿尔兹海默病、血管性痴呆、混合性痴呆和其他类型痴呆，如帕金森病、乙醇依赖、外伤等引起的痴呆。其中以阿尔兹海默病和血管性痴呆最为多见，占全部痴呆的70%～80%。在我国，老年期痴呆的发病正在逐年增高，随着老龄化的进程有成倍增加的趋势。本书主要讨论的是阿尔茨海默病与血管性痴呆患者的护理。

（一）阿尔茨海默病

1. 概述　阿尔茨海默病（AD）是一种病因未明的原发性退行性脑变性疾病，AD起病可在老年前期（早老性痴呆），但老年期的（老年性痴呆）发病率更高。早期以记忆障碍为主，伴有情感和性格改变。本病的病因尚未明确，一般认为可能与遗传因素、神经生化改变、免疫功能紊乱、有害金属铝脑内蓄积、心理社会因素、病毒感染等因素有关。本病通常隐匿起病，很难准确地了解其具体起病时间，病程进展缓慢且不可逆，主要临床表现如下。

（1）记忆障碍　常常是本病的首发症状，也是最突出的症状。患者首先表现为近期记忆减退，常忘记刚说过的话、做过的事和存放的东西。随着病程的加重，患者完全不能学习和回忆以往生活的经历，记不住自己的姓名、家庭住址，以致出现完全性遗忘，老年人空间定向不良，易于迷路，可能在熟悉的环境或家中迷失方向。同时，患者的计算力、理解力、分析综合能力、判断推理能力也逐渐减退，后天获得知识的能力逐渐丧失，严重时生活不能自理。

（2）人格改变　最早出现且引人注目的症状之一，主要表现为与原有性格相反的病态演变。患者主动性减少，出现日渐加重的懒散、孤僻，对人缺乏热情，以自我为中心、固执、多疑、自私、幼稚，甚至跟孩童似地争抢吃喝。患者不知整洁、不修边幅，易被小事激怒，行为不顾社会规范，缺乏羞耻感及道德感，严重时甚至出现本能活动亢进，对异性不礼貌，当众裸体，甚至发生违法行为。

（3）情感障碍　患者情绪不稳，情感幼稚，可出现欣快症，终日面带微笑，自感内心喜悦愉快，但问其原因又无法说清，给人以呆傻、愚蠢的感觉。患者亦可表现为忧郁、淡漠、呆滞，易误诊为抑郁症。

（4）行为障碍　精神恍惚，可有迫害妄想、怕被盗窃；不认识熟悉的人和亲人的面容，甚至把镜中的自己错认为陌生人，并常对镜子中自己的影像说话；做些无目的、无意义的事，如无目的徘徊、反复翻抽屉、出现攻击行为等。到后期，动作日渐减少，甚至出现终日卧床不起、大小便失禁、口齿不清、言语杂乱无章。

（5）神经系统症状　早期无明显症状、体征，晚期可出现肌张力增高、震颤等锥体外系症状，严重时可有癫痫样发作、肌强直，无法行走，甚至出现病理反射。

根据病情的演变，一般可将阿尔茨海默病的病程分为三期。

1）第一期：早期——遗忘期　主要表现对近记忆受损，学习和掌握新知识能力降低，空间定向障碍，情感淡漠，活动范围减少，语言基本正常，人格和社会活动基本完整，生活尚能自理。此期病程可持续1～3年。

2）第二期：中期——混乱期　近期、远期记忆均受损，完全不能学习和回忆，并可出现虚构。空间定向障碍进一步加重，并会失语、失计算、失认、失写。日常生活能力下降，如洗漱、梳头、进食、大小便等都需要人协助。人格进一步改变，行为也更加紊乱。本期是本病护理看护中最困难的时期，此期多在起病后2～10年。

3）第三期：晚期——极度痴呆期　智能严重衰退，呈现完全性缄默。运动障碍明显，卧床或坐轮椅大小便失禁，生活完全需人照料。患者常因压疮、骨折、吸入性肺炎、营养不良等并发症而死亡。此多在发病后的8～12年。

2. 护理评估

（1）了解既往史　老年人有无脑外伤、脑部器质性疾病、缺血性脑血管病等。家族中有无老年期阿尔茨海默病患者。

（2）认知能力评估　老年人的近期和远期记忆、思维、理解能力及注意力、阅读和书写能力、分析综合能力等。

（3）了解性格　老年人是否发生性格的明显改变。

（4）了解社会支持系统　家庭成员照顾患者的能力和意愿，有无可利用的社会资源等。

（5）辅助检查　脑电图的检查大多为正常或有轻微的波幅降低；脑 CT 或脑 MRI 检查可见脑萎缩、脑室扩大、脑沟变深。记忆力与智能的监测多采用量表，如简易智能量表（MMSE）、长谷川智力量表（HDS）等。

3. 护理诊断及合作性问题

（1）记忆受损　与阿尔茨海默病导致的智能障碍有关。

（2）自理缺陷　与认知、行为障碍有关。

（3）语言沟通障碍　与思维受损有关。

（4）有受伤害的危险　与智能障碍及精神障碍有关。

（5）照顾者角色困难　与阿尔获海默病情缓慢不可逆、预后不良有关。

4. 护理措施　本病病因尚不明，目前无特效治疗，局限于对症治疗。治疗时以神经代谢复活剂为主，同时运用胆碱能药物、神经肽类药物和改善脑循环与脑代谢的药物。防治原则包括：重在预防，早期发现，早期诊断；做好阿尔茨海默病患者的护理工作，这对延缓患者的精神衰退和智能减退、促进自理能力和简单劳动能力的恢复十分重要。具体护理措施如下。

（1）日常生活照顾与护理

1）日常生活照顾　老年人门上贴其照片或其熟悉的、喜欢的、醒目的标识，避免一些人走错或走失。注意老年人的饮食与营养、日常清洁卫生。给予清淡、易消化、营养丰富的食物。生活自理有缺陷、完全不能自理者，应协助其进食或喂食。拒食者给予鼻饲等，不知饥饱者应限制食量，防止暴饮暴食。督促或协助老年人完成穿衣、洗漱、进食、如厕等日常活动，鼓励其参加力所能及的活动，保持个人清洁卫生。

2）训练自我照顾的能力　早期、中期阿尔茨海默病患者，尽可能指导其进行生活技能训练，如反复练习洗漱、穿、脱衣服、用餐及如厕等，以提高老年人日常生活自理能力，同时应加强照顾者生活护理相关知识培训和生活技能训练。

3）加强重症患者的看护　对晚期阿尔茨海默病患者，应由专人照顾，注意饮食及大小便的护理，保证营养的摄入。预防迷路、跌倒及意外伤害等并发症的发生。长期卧床者，应定时翻身、清洁，预防压疮的发生。

（2）对症护理

1）记忆障碍　患者常用的生活用品应放在固定的地方，并用明显的标志标记，以便于患者识记，且不要随意移动；不放置患者未见过的物品，以减少其辨认环境的困难。当老年人因找不到物品而责骂别人时，应劝导、耐心解释，并协助其找寻，切不可训斥或取笑。

2）睡眠障碍　睡眠时病室光线要暗淡，保持周围环境安静，在睡眠时间尽量减少治疗与护理，以免影响患者的休息。督促患者遵守作息时间，确实因疾病原因不能入睡者，给予药物处理。

3）毁物、破坏行为　对无目的搜索、抓握的患者，应预防其毁物、破坏。可设法转移患者的注意力，认真监护，防止意外的发生。

4）孤僻或退缩行为　应鼓励、诱导患者参加集体活动或做些简单有趣的手工。对有捡拾、藏匿废物的行为并给病房环境管理造成困难者，护理人员要经常检查，必要时实施专人护理。

（3）智能康复训练

1）记忆训练　鼓励老年人多回忆过去的生活经历，帮助其认识目前生活中的真实人物与事件，以恢复记忆并减少错误判断。

2）智力训练　通过拼图游戏，让老年人对简单的图片、实物、单词做归纳、分类。通过数数、简单计算等，训练老年人的数字概念和计算能力。

3）社交能力和日常生活自理能力训练　训练老年人生活中必须掌握的常识，如日期、时间等。对日常生活中可能遇到的问题，提出来让老年人尝试解决。

5. 健康指导

（1）加强健康指导，提高对阿尔茨海默病的认识，尽早发现记忆障碍，做到早期发现、早期诊断、早期治疗。

（2）重点预防阿尔茨海默病的发生，注意积极用脑、合理用脑，注意脑力活动多样化，培养广泛的兴趣爱好。养成良好的饮食卫生习惯，戒烟戒酒。积极、有效地防治高血压、脑血管病、糖尿病等慢性疾病。

（3）指导家属合理应对，改善照顾者的生活质量。在老年人身上放置 GPS 定位跟踪器，或者写有老人姓名、疾病以及家人或养老机构的联系方式等信息卡片，防止老年人发生走失意外，便于及时找到老年人。

（二）血管性痴呆

血管性痴呆（VD）是指由于各种脑血管病导致脑循环障碍后，引起大脑细胞广泛而散在的缺血性病变，最终导致脑功能不全的一组疾病。本病多见于 60 岁以上老年人，男性略多于女性，近年来发病有逐渐增多的趋势。VD 起病迅速，常呈现波动性、阶梯式发展，可伴有局灶性神经系统的体征。

脑血管性痴呆主要由脑动脉硬化、多发梗死引起，高血压、冠心病、糖尿病、高血脂、吸烟过度、高龄、既往脑卒中史等都是本病发生的危险因素。主要的临床表现有以下几个方面。

1. 脑衰弱综合征　常发生于疾病的初期，常表现为头痛、头晕、失眠或嗜睡，易疲乏，注意力难以集中，易激动或神经过敏等。

2. 记忆和智能障碍　早期表现为近期记忆障碍，工作能力、日常生活自理能力减退，对人名、地名、日期及数字最先出现遗忘，远期记忆相对完好。智能损害可呈

"斑片状"，只涉及某些局限性的认知功能，如计算、命名等。而一般的推理判断能力、自知力都可在相当一段时间内保持完好。老年人常能认识到自身的问题而主动求医来寻求解决的办法，人格特点也保持相对完好。如发生脑卒中，痴呆症状会呈阶梯样加重，最终出现严重的全面性痴呆。

3. 情感障碍　情感脆弱是疾病早期最典型的症状。患者控制情感的能力差，极易伤感、激惹，也可出现焦虑、抑郁。随着病情的进一步发展，智能减退加重，可出现欣快样或情感淡漠，或强制性哭笑。

4. 神经系统症状　根据脑部不同的受损部位而出现相应的神经系统症状。常见的有对光反射减弱，瞳孔变小或不对称，手、舌震颤，肌张力增高，腱反射不对称，共济失调及锥体束征阳性等。

5. 辅助检查　脑 CT 可见低密度区及局限性脑室扩大，MRI 可显示多发性腔隙性脑梗死，多位于丘脑及额颞叶，或有皮质下动脉硬化性脑病的表现。

血管性痴呆目前尚无特效疗法，所以关键在于预防脑血管病的发生。对临床有脑血管危险因素的患者，如高血压、高脂血症、心脏病、糖尿病、吸烟过度等，应早期积极防治，以预防血管性痴呆的发生。

对于已经发生血管性痴呆的患者，因积极治疗原发病，改善脑供血，预防脑梗死，促进大脑的代谢，阻止恶化，改善及缓解出现的症状。此外，心理治疗、语言训练、肢体功能训练等康复治疗也很重要。

第八章 老年人临终关怀与护理

📖 **案例导入**

案例： 李某，女，80岁。因午饭后突然呕吐并伴有呕血现象急诊入院，既往有肝硬化病史20年，入院检查确诊为肝癌晚期伴骨转移。得知病情患者常常训斥谩骂家属，发泄对疾病的反抗情绪。

问题： 1. 此时患者的表现是心理反应的哪一期？

2. 根据案例如何有效地进行死亡教育？

第一节 概　述

临终关怀是为让临终的人尊严、舒适到达人生彼岸而开展的一项社会公共事业，它是社会文明的标志。同时也是融合多种学科领域的一门新兴边缘学科。

一、临终关怀的概念

临终关怀是一种新型的医疗服务项目。由医生、护士、心理咨询师和心理治疗师（临床心理学家）、社会工作者、志愿者等多学科、多方面人员组成的团队，为晚期患者及家属提供的全面照护。宗旨是使临终患者的生命质量得到提高，能够无痛苦、舒适、安详、有尊严地走完人生的最后旅程，为人生画上完美的句号。同时使晚期患者家属的身心健康得到保护和增强。

二、老年人临终关怀的发展史

（一）国外临终关怀

临终关怀（hospice）运动始于英国的圣克里斯多弗医院。20世纪50年代，英国护士西塞莉．桑德斯（Cicell Saunders）在她长期从事的晚期肿瘤医院中，目睹垂危患者的痛苦，决心改变这一状况。1967 年她创办了世界著名的临终关怀机构（ST. christophers' hospice），使垂危患者在人生旅途的最后一段过程得到需要的满足和舒适的照顾，"点燃了临终关怀运动的灯塔"。世界上许多国家和地区都相继开展了临终关怀服务实践和理论研究，70 年代后期，临终关怀传入美国，80 年代后期被引入中国。

（二）国内临终关怀

国内"临终关怀"一词的正式应用，始于 1988 年天津医学院临终关怀研究中心的建立。此前，许多学者对 Hospice 和 HospiceCare 的翻译往往不能很好地表达其内涵和外延。Hospice 曾被译为"济病院"或"死亡医院"。HospiceCare 则被译为"安息护理"或"终末护理"等。香港的学者称之为"善终服务"，在台湾被称为"安宁照顾"。1988 年 7 月 15 日，美籍华人黄天中博士与天津医学院院长吴咸中教授共同创建中国第一个临终关怀研究机构——天津医学院临终关怀研究中心。天津医学院临终关怀研究中心的建立，标志着中国已跻身于世界临终关怀研究与实践的行列。上海、北京、浙江、广州等城市也相继建立了临终关怀医院、病区或护理院。

三、老年人临终关怀的内容

（一）满足临终患者及家属的需求

临终关怀最基本的工作，就是了解患者的需求，并在精神和生活照顾方面提供其必要的帮助。看似简单的翻身摆位、吃喝拉撒、睡眠休息、清洁盥洗等基本需要，有时却成为患者最大的渴望。被爱、被需要、被包容、被宽恕则可能是某些患者最急切的需求。甚至有人只求安详地死去，其他别无所求。因此，了解因人而异的不同需求，才能随其所需，提供帮助。

（二）提供全面的照护

包括生理、心理及社会多方面的需求，最核心的是解决生理的需求。如恶心、呕吐、便秘以及呼吸困难等；因为这些问题的存在会引发患者产生焦虑和恐慌等心理问题，加重不适感。

（三）对临终患者家属的照护

主要是对家属进行心理安慰和提供情感支持。包括满足家属亲自照顾临终患者的需要，指导家属参与患者的日常护理；能够多和家属沟通，耐心倾听，鼓励家属表达内心的感受等。

（四）死亡教育

死亡是任何人都不可避免的现实，开展死亡教育可以帮助人们正确地面对自我之死和他人之死，理解生与死是人类自然生命历程的必然组成部分，从而树立科学、合理、健康的死亡观，可以消除人们对死亡的恐惧、焦虑等心理现象，学习和探讨死亡的心理过程以及死亡对人们的心理影响，为面对自我之死、亲人之死做好心理上的准备。

四、老年人临终关怀的意义

（一）维护尊严，提高临终老年人生存质量

大多数临终老年人在生命最后一段日子里还在接受现代医疗技术维持基本生命体征，身体上承受着各种侵入性治疗的同时，心理上也充满了恐惧、痛苦和无奈。临终关怀则可以为临终老年人及家属提供心理上的关怀与安慰，使临终老年人能够平静、安宁、舒适地抵达人生的终点。

（二）慰藉亲友，解决临终老年人家庭照料困难

临终关怀将亲属的工作转移到社会，社会化老年人照顾更加专业，尤其是对临终老年人的照顾，不仅是老年人的自身需要，同时也是很多家庭亲属的需要。让临终家属摆脱沉重的医疗负担和心理的枷锁，使他们能够同时兼顾家庭与事业。

（三）节约费用，整合优化医疗资源

临终关怀不再追求加大力度的、可能会给患者增添痛苦或意义不大的治疗，会更加注重以熟练的专业技术和良好的服务来缓解患者现有的症状。因此，接受临终关怀服务可以很大程度上减少因治疗而产生的医疗费用；同时建立临终关怀机构也可以解决目前大多数医院资源利用率不足而造成的资源闲置浪费的问题，又可以综合利用医院现有的医护人员和仪器设备。

（四）转变观念，真正体现人道主义精神

大力推广宣传临终关怀是一场观念上的革命。一是教育人们要转变对死亡的传统观念，二是承认医治某些濒死患者来说是无效的客观现实。通过临终关怀来替代卫生资源的浪费消耗，以保证卫生服务的公平性和可及性，从实质上体现了对患者及大多数人真正的人道主义精神，同时也是人类文明发展的标志。

第二节　临终老年人及家属的护理

人在生命各个历程中都有面临死亡的危机，尤其是在人到老年的时候死亡就会越来越靠近。老年人的临终护理是护理人员运用各种知识与技能对处于这一阶段的老年人给予的精心照顾，包括生理、心理、社会等多方面的综合护理。

一、临终老年人的生理变化和护理

（一）临终老年人的生理变化

1. 感知觉、意识改变　表现为视觉逐渐减退到视力消失，眼睑干燥，分泌物增

多，瞳孔放大，听觉常常是人体最后丧失的感觉。意识改变可表现为嗜睡、意识模糊、昏睡、昏迷等。

2. 肌肉张力丧失 表现为大小便失禁，吞咽困难，无法维持良好舒适的功能体位，肢体软弱无力，不能进行自主躯体活动，脸部外观改变呈希氏面容，即面肌消瘦、面部呈铅灰色、眼眶凹陷、双眼半睁、下颌下垂、嘴微张等。

3. 胃肠道蠕动逐渐减弱 表现为食欲减退、腹胀、恶心、呕吐、便秘、脱水、口干等。

4. 循环能力减退 表现为皮肤苍白、湿冷、大量出汗，四肢发绀，脉搏快而弱、不规则或测不出，血压降低或测不出，心尖搏动常为最后消失。

5. 呼吸功能减退 表现为呼吸频率由快变慢，呼吸深度由深变浅，出现鼻翼呼吸、潮式呼吸、张口呼吸等，最终呼吸停止。可出现痰鸣音及鼾声呼吸。

6. 疼痛 大部分临终患者主诉全身不适或疼痛，表现为烦躁不安、大声呻吟、血压及心率改变、呼吸增快或减慢、瞳孔散大，呈现痛苦面容。

（二）临终老年人的身体护理

1. 常规卫生护理（基础护理） 只有做好基础护理，才能保持老年人的皮肤完好，使老年人感到舒适，维持老年人良好的自我感觉。在进行基础护理时，不要忘记遮挡老年人，需要非常尊重和同情老年人。

2. 皮肤护理 目的是预防压疮，通过皮肤护理可以使长期卧床老年人的皮肤保持完好无损。

（1）对于脱水和皮肤干燥的老年人，如有可能，每天努力保持一定量的饮水；使用润肤脂使之渗入皮肤；在洗澡水里加入润肤油。

（2）对营养缺乏和消瘦的老年人使用预防性的特殊床垫和垫子，进行皮肤按摩，可以改善皮肤毛细血管的血液循环，减少局部组织缺血，还可促进淋巴回流，从而减少周围组织水肿。

（3）大小便失禁的老年人，要及时更换污染衣服，清洗干净、保持局部干燥。

3. 压疮的预防和护理 对压疮的最好治疗就是预防。对老年人存在可能导致压疮因素进行评估后，应根据老年人的活动能力、卧位和卫生情况采取如下措施。

（1）经常更换卧位，这是预防压疮的有效办法。不过在临终阶段的老年人常常不愿意或拒绝活动，其原因是身体虚弱或由于活动会造成痛苦，因此，有时很难按所希望的频率使患者变换体位，这时护理人员应该将变换体位的重要性告知老年人和家属，努力与他们达成意见一致。

（2）最好不要采取半坐卧位，如有必要，时间尽可能缩短。

（3）保持适当的卧位，可以用一些辅助物品来减轻或分散压力，如气垫、胶垫、水垫、枕头等。

（4）可以使用特制气垫，可以有助于预防压疮发生，如电动预防压疮气垫。

（5）当老年人从卧位下滑时需要往床头方向移动患者时，应该使用专门的垫子，以避免上移过程中造成摩擦。

（6）按摩时如局部有红肿现象，应在红肿周围按摩，而不要触及那些脆弱的红肿皮肤。

（7）良好的清洁卫生，对皮肤定期护理，出现大小便失禁，及时更换被污染的衣服。

（8）干净的床单位和衣服有助于增加皮肤组织对外来侵蚀的抵抗力。

4. 日常护理

（1）身体形象　鼓励老年人穿自己的衣服，给予老年人良好的清洁卫生护理，作好口腔护理，消除异味，使老年人有良好的体味和气味。这些细节在与周围人接触过程中是非常重要的。

（2）自理能力　帮助老年人自理和尊重老年人自理，为此准备有利的环境条件。如将老年人喜欢和常用的物品放到其伸手能及的地方；向老年人推荐合适的餐具，使其能自己进食。如果老年人愿意，尽可能让他做自己还能做的事，但有责任将老年人的身体状况和实际能力告诉他。

（3）安全　临终关怀期的老年人身体条件使他们很容易发生事故，必须采取措施保证患者的安全。

（4）关爱　对老年人体贴入微，显示爱心的举动，能使老年人愉快、开心、感动。

5. 症状护理　主要症状包括疼痛、恶心呕吐、躁动与谵妄、焦虑和失眠、呼吸困难、尿潴留、腹痛、腹泻、便秘、痉挛等。

（1）疼痛　是一种令人不快的感觉和情绪上的感受，伴有实质性的或潜在的组织损伤，是一种主观的感受。

1）癌症疼痛的评估　①倾听老年人的主诉；②收集老年人全面详细的疼痛病史；③注意老年人的精神状态，分析有关社会心理因素；④仔细的体格检查；⑤评估老年人疼痛程度。

2）疼痛护理　①执行医嘱按时给药；②详细告诉老年人所使用药物的情况（什么药名、剂量、间隔时间、效果、不良反应等）；③回答老年人及家属关于疼痛和缓解方法的各种问题；④疼痛评估，注意观察药物使用的效果；⑤如果老年人按常规服用阿片类药物，在两次用药之间出现疼痛，可视情况增加用药次数，其剂量比常规剂量小；⑥止痛药副作用处理；⑦非药物治疗方法，如放松疗法、心理疏导、音乐疗法、理疗按摩等；⑧无论采取哪种用药途径，确保老年人能够正确吸收所给的止痛药物。

（2）恶心呕吐　如果恶心呕吐症状可以预防，在老年人饭前和睡觉前定时服用止吐药来预防恶心呕吐；饮食上给予高营养清淡少油腻的饮食，少吃多餐，避免吃过甜的食物；注意口腔护理。

（3）呼吸困难

1）指导并协助老年人祛除或减少诱发因素，如避免突然增加活动量。

2）及时排痰，避免痰液过于黏稠，并配合医生给予药物及非药物治疗，如支气管扩张剂、祛痰剂、镇静剂、雾化吸入等。

3）癌症晚期老年人服用阿片类药物，可以减少呼吸困难的感觉并减少呼吸频率。

4）非药物治疗手段　①抬高床头；②氧气吸入；③打开窗户保持室内空气清新；④运用深呼吸放松技巧及转移注意力等方法降低耗氧量。

5）必要时采用药物手段或机械手段来缓解呼吸困难。

二、临终老年人的心理问题及护理

（一）临终老年人的心理特点

临终老年人的心理、行为反应复杂。国内外很多学者通过研究，对临终老年人的心理反应及变化进行了分期与分类，其中，比较具有代表性的是美国医学博士库伯勒·罗斯的五阶段理论。她将临终心理反应分为 5 个阶段：否认期、愤怒期、协议期、抑郁期、接受期。针对临终不同心理过程及反应，予以特殊心理护理及照护，才能使临终老年人得到真正需求的心理安慰和疏导，以保持平静心态。

（二）临终老年人的心理护理

1. 否认期　此期老年人可能已经知道自己的病情，但不愿从别人的口中加以证实，自己也对之回避。因此，护士应满足老年人的心理需求，对老年人采取相应的回避态度，不必急于将实情告诉老年人，以达到不破坏老年人的防御心理目的的，但也不要有意欺骗老年人。根据老年人的接受程度，应用不同的方法，可以试着让老年人抱有一丝生存的希望，或可以用"渗透"的方法慢慢地告诉老年人实情，必要时让老年人回避到最后。同时让老年人告知护士他所知道的一切情况。仔细倾听老年人的谈话，保持忠诚、忠实、感兴趣的态度。让老年人有机会谈论自己的想法及感受，并让老年人感受到他没有被抛弃。注意关心及支持老年人的亲人及重要关系人，使他们也同临终关怀人员一起，共同满足老年人的需要。

2. 愤怒期　视老年人的愤怒、生气为一种健康的适应反应，不要对老年人采取任何个人攻击性或指责性行为。应明确老年人的愤怒、生气不是针对护士的，而是由于老年人对死亡的害怕、无助、悲哀的一种发泄。因此，护士应尽量提供发泄机会，让老年人表达及发泄其情感及焦虑，可以应用治疗性的沟通技巧，适时地聆听、沉默、抚摸，以缓解老年人的怒气。对有过激行为的老年人，应采取安全措施，保护老年人免受伤害。

3. 协议期（磋商期）　该过程是一种老年人自己内心与命运讨价还价的过程，因而一般不易被别人觉察。护士需要仔细观察老年人的行为，并知道老年人祈求的目的是准备合作，以接受诊断、治疗及护理，希望出现奇迹让自己的生命延长。此时护士应尽量维持老年人内心的希望，并及时满足老年人的各种需要。

4. 抑郁期（忧郁期）　老年人已接受事实，哀伤其生命将走到终点，应允许老年人有表达哀伤、失落的机会。有时老年人可能会以哭泣表达哀伤，但有些老年人可能会掩盖自己的抑郁及哀伤，尤其是男性他们很难公开说出自己的哀伤反应，因为他们的社会化形象是"勇敢、坚强"。对此类患者，护士应为老年人创造一个安静的环境，鼓励老年人及时表达自己的哀伤与抑郁，使老年人能顺利度过自己的死亡心理适应期。

5. 接受期 老年人已经从心理及行为上完全接受了将要死亡的现实。护士应为老年人提供安静舒适的环境，允许老年人保持冷静、安静及孤立的态度，不要强求老年人与其他人接触。继续陪伴老年人，并给予适当的支持，以维持老年人安静、祥和的心境。帮助老年人做好工作、家庭的安排，协助老年人完成未了的心愿，使老年人平静地度过生命的最后时光。

三、临终老年人家属的护理

（一）对家属给予支持和关怀

临终老年人的家属往往承受着巨大的痛苦和压力，护士应给予家属支持和关怀，提供适当的帮助，以减轻其悲痛。

1. 护士要与家属建立真实感情，使家属在每个时刻都能将其内心真实思想及痛苦诉说出来。护士要通过交谈对家属进行慰藉，同时也随时渗透病情变化，使之有思想准备，必要时亦可选择适当时机和场所让其痛哭，以进一步宣泄他们心中的悲痛。

2. 由于要照顾临终老年患者，满足其众多的需要，家属不仅要承受巨大的心理压力，同时又要付出许多艰辛的劳动，他们自身的生理需求难以得到满足，因此护士应给家属以关怀，提供适当的帮助，指导他们如何保持自身健康和保存精力，尽可能减少无谓的体力和精力的消耗。

（二）指导家属参与患者护理

家属参与护理有助于老年人症状缓解和减轻老年人孤独无望的悲观情绪。

1. 指导家属学会一些基础护理技术，如擦浴、喂饭、翻身、服药等。

2. 对家属提出的对老年人有利的要求尽量予以满足，以求得其心理满足。

3. 尽量为老年人与家属提供一个共度有限时光的安静环境，使其能为老年人多做一些事情，也可使其得到心理满足。

4. 护士应事先向家属说明临终阶段老年人的征象、症状及家属能做的事情，如握住老年人的手、帮老年人清洁、整理环境等，都能让家属了解他们能一起陪老年人度过最后一刻，使其减少害怕和担忧。

5. 可以让家属参与做好尸体料理，进行认真整容、着装，并安排向遗体告别，也是对家属莫大的安慰。

（三）沮丧期的关怀

死亡对老年人来说是痛苦的结束，而对家属是悲哀的高峰，且悲哀的过程将持续很长一段时间，护士应到家中走访、探望、帮助疏导悲痛，同时帮助家属认识其继续生存的社会价值，重建生活的信心。

拓展阅读

姑息治疗

WHO 给姑息治疗下的定义是那些对系统的治愈性治疗无反应的患者，给予积极的症状治疗和生活护理。更为重要的是控制疼痛及其他症状，给予心理、社会及精神上的支持。WHO 对姑息治疗理念的进一步解释如下。

1. 姑息治疗重视生命的理念，尊重死亡的过程，既不促进也不推延死亡。

2. 提供有效的缓解疼痛和其他不适症状，并结合心理和精神方面的治疗，给予全面的支持和治疗，帮助患者享受有活力的生活。

3. 注重对家属的帮助和支持，使其能够面对患者生存期间和死亡后的诸多问题。

WHO 认为无论在肿瘤治疗的任何阶段，姑息医学的很多理论和临床实践方法在抗肿瘤治疗时都是实用而有效的。姑息治疗的基本方法如下。

（1）姑息性手术　是指在不能彻底清除体内的全部肿瘤，无治愈可能情况下采取的手术。但这种手术一定要让患者受益。例如切除威胁生命器官功能的肿瘤，彻底或部分缓解难以忍受的痛苦，预防严重并发症的发生；肠梗阻的短路或造瘘手术；食管癌内置支架或扩张术。

（2）姑息性放疗　是肿瘤放射治疗学中的一个重要组成部分，对于肿瘤所引起的局部症状给予姑息剂量常可获得较满意的疗效。如肿瘤浸润而致压迫疼痛；肿瘤的溶骨性转移；脑转移及管道梗阻等。

（3）姑息性化疗　患者并非为终末期，而肿瘤对化疗又具有一定的敏感性者，如非小细胞肺癌给予适当剂量的化疗，常可收到良好的效果，但姑息性化疗常很复杂，应慎重处理。

第三节　老年人的死亡教育

现代的临终关怀教育其本质是在探讨死亡是构成完整生命历程不可回避的重要组成部分，也是人类不可抗拒的自然规律。对老年人乃至全社会进行有关死亡教育，可以帮助人们更好地正确面对死亡。

一、老年人对待死亡的态度类型

（一）乐观开朗型

老年人认为既然死是不可避免的结局，那么沉浸在死亡的恐惧中是不可取的。人生并不是以存活的时间长短论好坏，而是以生命质量论高低。

（二）悲观恐惧型

有些老年人极其害怕死亡，担心死亡会夺走他们美好的生活，这是一种很悲观的对待死亡的态度。

（三）顺从接受型

老年人认为死亡不是一种痛苦，更不是人生的悲剧。因此，常常能够以平和的心态迎接死亡的到来。

（四）寻求解脱型

老年人已经认识到死亡迟早都会降临，而生活中的苦难要大于死亡的痛苦，因此老年人能平静地面对死亡，甚至主动选择结束生命。

（五）死亡逃避型

是指有些老年人尽可能地回避与死亡相关的事物，尽量不去思考与死亡一切相关的问题。

二、老年人死亡教育的作用

（一）有利于树立正确的人生观和价值观

生死观的形成和发展对人生观的确立具有重大的影响，而其重要影响因素就是死亡教育。虽然死亡教育表面是在讨论死亡，但实质上是在探讨人生。

（二）有利于提高老年人的生活质量

死亡教育可以使老年人正确地认识死亡和濒死，珍惜生命，乐观对待人生。死亡教育还可以引导老年人对死亡本质做深层的思考，进而追寻人生的意义。

（三）有利于临终关怀的开展和普及死亡教育

可以减轻临终老年人的恐惧和焦虑，帮助老年人平静地接受死亡。

三、老年人死亡教育的内容

（一）克服怯懦思想

在老年人中，因疾病迁延而无法治愈或生活质量低下导致产生自杀的想法是一个值得重视的问题。护士应该引导老年人转变思想，告诉老年人从一定意义上讲，生比死更有意义。

（二）正确地对待疾病

疾病是人类的敌人，它不仅危害了人们的健康，同时也在消磨人们战胜它的斗志。对于临终患者医护人员应以"患者为中心"，而不是以"疾病为中心"，以控制症状、姑息治疗与全面照顾为主。让他们觉得良好的情绪、乐观的态度和充足的信心是战胜疾病的良药。

（三）树立正确的死亡观

从某种意义上来说，对"死"的思考，就是对整个"人生观"的思考。医护人员应该注重老年人的尊严和价值。通过关心和照顾来减缓临终老年人的孤独感、失落感，以增加他们的舒适感和建立正确的死亡观。

（四）做好心理干预

人唯一确定的事情就是死亡。对于死亡，很少有人没有恐惧感或坦然面对，但那些有坚强信仰的人，比如忠诚的宗教信徒，或者有强烈价值观的人除外。死亡绝对不仅仅是属于医学的范畴，它同样也属于哲学和伦理的范畴。老年人的临终反应与其信仰、年龄、经济状况以及护士和家属的态度等有一定的关系。我们要明确临终老年人目前最恐惧、担心、忧虑的是什么，根据具体情况解决其思想负担，使其无憾坦然地面对即将到来的死亡。

参考文献

[1] 余昌妹，仝丽娟.老年护理学 [M].北京：中国协和医科大学出版社，2013.

[2] 孙建萍.老年护理学 [M].第3版.北京：人民卫生出版社，2014.

[3] 李玲.老年护理学 [M].北京：北京大学医学出版社，2013.

[4] 周理云，廖承红.老年护理学 [M].北京：科学出版社，2013.

[5] 刘更新，李玉明.老年护理学 [M].北京：中国医药科技出版社，2013.

[6] 周秀玲，王忠超.老年护理学 [M].长春：吉林大学出版社，2013.

[7] 张泽华.老年护理学 [M].北京：中国协和医科大学出版社，2012.

[8] 黄花兰.老年护理学 [M].北京：中国协和医科大学出版社，2012.

[9] 范荣兰.老年护理学 [M].西安：第四军医大学出版社，2012.

[10] 化前珍.老年护理学 [M].北京：人民卫生出版社，2012.

[11] 房兆.老年护理学 [M].上海：第二军医大学出版社，2012.

[12] 邬沧萍，姜向群.老年学概论 [M].第3版.北京：中国人民大学出版社，2015.

[13] 董碧蓉.老年照护者手册 [M].成都：四川大学出版社，2016.

[14] 刘敏.老年心血管疾病的社区健康管理 [M].武汉：华中科技大学出版社，2016.